Informatorium voor Voeding en Diëtetiek

Majorie Former
Gerdie van Asseldonk
Jacqueline Drenth
Jolanda van Duinen
(Redactie)

Informatorium voor Voeding en Diëtetiek

Dieetleer en Voedingsleer – Supplement – december 2014 – 88

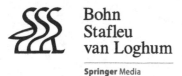

Bohn
Stafleu
van Loghum

Springer Media

Houten 2014

Onder redactie van
Majorie Former
Almere
The Netherlands

Gerdie van Asseldonk
Delft
The Netherlands

Jacqueline Drenth
Garrelsweer
The Netherlands

Jolanda van Duinen
Drachten
The Netherlands

ISBN 978-90-368-0712-8
DOI 10.1007/978-90-368-0713-5

ISBN 978-90-368-0713-5 (eBook)

Automatische opmaak: Crest Premedia Solutions (P) Ltd., Pune, India

Bohn Stafleu van Loghum
Het Spoor 2
Postbus 246
3990 GA Houten

www.bsl.nl

Inhoud

Voorwoord

Klinisch redeneren draagt eraan bij om de diëtetiek naar een hoger niveau te tillen en systematisch en evidence-based werken te garanderen. Het helpt de diëtist bij het transparant maken van het handelen en de keuzes die gemaakt worden. Methodisch handelen biedt de structuur om dit proces inzichtelijk te maken. Het structureert het denkproces en helpt prioriteiten stellen in de dieetbehandeling. Diëtisten die methodisch handelen, leveren een kwalitatief betere voedingsgerelateerde zorg en werken gestructureerd(er), transparanter en meer uniform. Het methodisch werken geeft de mogelijkheid om professionele autonomie te verbinden met kwaliteit. Zowel doelmatigheid als effectiviteit zijn belangrijke pijlers om de diëtistische zorg inzichtelijker en transparanter te maken en daarmee een basis te leggen in het verantwoorden van het werk van de diëtist. Een aantal zorgverzekeraars ziet methodisch handelen in toenemende mate als een belangrijk kwaliteitskenmerk voor het handelen van de (para)medicus.

In drie nieuwe hoofdstukken 'Methodisch handelen', 'Meetinstrumenten voor de diëtetiek' en 'Eenduidig taalgebruik bij het diagnostisch en therapeutisch handelen van de diëtist' hebben vier auteurs hun kennis over dit onderwerp gebundeld: mw. S. Runia, Universitair Medisch Centrum Utrecht, Utrecht, mw. W.K. Visser, Leids Universitair Medisch Centrum, Leiden, mw. J. Tiebie, Dieet Compleet, Hoorn en mw. dr. Y.F. Heerkens, Nederlands Paramedisch Instituut, Amersfoort en Hogeschool Arnhem en Nijmegen, Nijmegen.

Hoofdstukken die in dit supplement zijn geactualiseerd, zijn:

* Voedingsleer

  - Koolhydraten, door Dr. M.G. Priebe, voedingsdeskundige, epidemioloog, Universitair Medisch Centrum Groningen, drs. R.E. Hagedoorn, arts, Universitair Medisch Centrum Groningen, mw. S. Tabak, Diëtist, Universiteir Medisch Centrum Groningen en prof. dr. R.J. Vonk, biochemicus, Universitair Medisch Centrum Groningen.

- Dieetleer
  - Voeding bij de ziekte van Parkinson door mw. H.C. Dicke, diëtist in het Radboudumc, Nijmegen en coördinator diëtetiek ParkinsonNet
  - Diabetes mellitus en zwangerschap door drs. M.G.J. Reijnders-Klink, diëtist, Gelre ziekenhuizen Apeldoorn en mw. D.M. Eijpe, diëtist, VU medisch centrum, Amsterdam.

De redactie hoopt hiermee weer een bijdrage te leveren aan de voortgaande professionalisering van de diëtist.

Majorie Former
hoofdredacteur

Hoofdstuk 1
Methodisch handelen

S. Runia, W.K .Visser, J. Tiebie en Y.F. Heerkens

December 2014

Samenvatting In de diëtistische zorgverlening staat het methodisch handelen centraal. Methodisch handelen betekent dat de diëtist doelgericht, bewust, systematisch en procesmatig werkt. Dit proces omvat zes stappen: aanmelding, diëtistisch onderzoek, diëtistische diagnose, behandelplan/behandeling, evaluatie en afsluiting. Een belangrijke schakel hierin is de diëtistische diagnose, het beroepsspecifieke oordeel van de diëtist over het gezondheidsprofiel van de cliënt. De diëtistische diagnose beschrijft (problemen in) het functioneren van de cliënt, waarbij de problemen op voedingsgebied, gerelateerd aan de van invloed zijnde medische, externe en persoonlijke factoren, centraal staan. Klinisch redeneren is een belangrijke vaardigheid bij het formuleren van de diëtistische diagnose. De diëtistische diagnose vormt de basis voor het opstellen van het behandelplan, inclusief de SMART beschreven dieetbehandeldoelen. Voor de vastlegging van het diëtistische zorgproces zijn de richtlijnen Probleem geOriënteerde Registratie (POR) en de Classificaties en Codelijsten voor de Diëtetiek van belang; deze worden in hoofdstuk 62 (Eenduidig taalgebruik, Visser) besproken. Voor het vaststellen van de effectiviteit van het diëtistisch handelen is het gebruik van meetinstrumenten belangrijk; deze worden beschreven in hoofdstuk 63 (Meetinstrumenten, Heerkens).

1.1   Inleiding

Methodisch handelen is het handelen volgens een vaste, weldoordachte manier om daarbij op een zo effectief en efficiënt mogelijke wijze het doel te bereiken dat men voor ogen heeft. Het methodisch handelen is een proces dat zowel het handelen

S. Runia (✉)
Universitair Medisch Centrum Utrecht, Utrecht, The Netherlands

W.K. Visser
Leids Universitair Medisch Centrum, Leiden, The Netherlands

J. Tiebie
Dieet Compleet, Hoorn, The Netherlands

Y.F. Heerkens
Nederlands Paramedisch Instituut, Amersfoort, en Hogeschool Arnhem en Nijmegen, Nijmegen, The Netherlands

© 2014 Bohn Stafleu van Loghum, onderdeel van Springer Media BV   1
M. Former (Red.), *Informatorium voor Voeding en Diëtetiek,*
DOI 10.1007/978-90-368-0713-5_1

als het denken omvat. Diëtisten die methodisch handelen, leveren een kwalitatief betere zorg en werken gestructureerd(er), transparanter en meer uniform (Lacey & Pritchett, 2003). Het methodisch werken geeft de mogelijkheid om professionele autonomie te verbinden met kwaliteit. In toenemende mate zien zorgverzekeraars het methodisch handelen als een belangrijk kwaliteitskenmerk voor het handelen van de (para)medicus.

Naast methodisch werken is het ook belangrijk om de gegevens vanuit het diagnostisch proces en vanuit het therapeutisch proces/behandelingsproces gestructureerd en eenduidig vast te leggen in het behandeldossier. De Classificaties en Codelijsten voor de Diëtetiek (CCD) zijn hierbij een belangrijk hulpmiddel. Het formuleren van meetbare behandeldoelen en het inzetten van meetinstrumenten is noodzakelijk om de resultaten en de effectiviteit van de behandeling nauwkeuriger te bepalen.

Als zorgverlener verleent de diëtist op een professionele en verantwoorde wijze diëtistische zorg om samen met de cliënt[1] het probleem op voedingskundig gebied op te lossen. De diëtist doet dit op basis van het klinisch redeneren. Het methodisch handelen biedt daarbij de structuur om dit proces inzichtelijk te maken. In de volgende paragrafen worden het klinisch redeneren en het methodisch handelen toegelicht.

1.2   Klinisch redeneren

Simpel gezegd is klinisch redeneren 'het nadenken over het professioneel handelen in de praktijk'. Het heeft als doel om (klinische) problemen van de cliënt systematisch te verwoorden, te analyseren en op te lossen.

Klinisch redeneren is het gestructureerde denk- en besluitvormingsproces dat de diëtist doorloopt tijdens het diagnostisch en therapeutisch proces. Dat 'probleemoplossend' proces is niet alleen gericht op wat er medisch met de cliënt aan de hand is, maar houdt rekening met het gehele functioneren van de cliënt en met alle factoren die daarop van invloed zijn. Hierdoor is de diëtist in staat om tijdens het diagnostisch proces de goede keuzes te maken en vervolgens goed onderbouwd te kiezen voor een behandelstrategie.

Dankzij klinisch redeneren verlopen het diagnostisch en therapeutisch proces doeltreffend, doelmatig en cliëntgericht. Klinisch redeneren lijkt hét middel om de diëtetiek naar een hoger niveau te tillen en systematisch en evidence-based werken te garanderen (Adriaan, 2014) (zie ook hoofdstuk 8 Evidence-based diëtetiek, De Roos). Klinisch redeneren is belangrijk door de toenemende druk op de paramedicus om zijn handelen transparant en inzichtelijk te maken in het kader van het verbeteren van de kwaliteit van de paramedische zorg. Niet alleen het handelen, maar ook het proces van besluitvorming moet duidelijk zijn (Kuiper & Balm, 2001.) Methodisch handelen biedt de structuur voor het klinisch redeneren.

---

[1] Overal waar cliënt staat, kan ook patiënt gelezen worden, dan wel ouder, partner, familielid, mantelzorger of wettelijk vertegenwoordiger.

1.3 Methodisch handelen en Probleem geOriënteerd Registreren

Methodisch handelen behoort tot de verantwoordelijkheid van iedere beroepsbeoefenaar. Het kenmerkt zich door doelgerichtheid, systematiek, procesmatigheid en is bewust. Het behoort *ook* tot de verantwoordelijkheid van iedere professional om bewust en systematisch, zowel op uitkomst als wel op het proces, het handelen te evalueren en verantwoording af te leggen over gemaakte keuzes. Een professioneel handelende paramedicus reflecteert voortdurend en uit zichzelf op zijn handelen en stelt zich op als een lerende, zich ontwikkelende beroepsbeoefenaar (Kuiper & Balm, 2001).

Probleem geOriënteerd Registreren (POR) is een leidraad voor het verzamelen van gegevens van de cliënt en bevordert tevens het methodisch handelen. Met andere woorden, het methodisch handelen is de basis voor het POR-model, met als doel het zichtbaar maken van het probleemoplossend proces waarin de cliënt met zijn hulpvraag (het probleem) centraal staat. POR is nodig voor de verslaglegging van diëtistische zorg; gegevens zijn nodig voor de continuïteit van zorg, het evalueren van de behandeling en het nagaan van het effect van handelen. Daarnaast kan POR gebruikt worden bij intercollegiale toetsing.

Het POR-model is in 1985 door de werkgroep 'Introductie POR' van de Nederlandse Vereniging van Diëtisten (NVD) in alle werkvelden van de diëtist geïntroduceerd en bestond destijds uit de volgende vijf stappen:

1. De arts formuleert het medische probleem van de cliënt.
2. De cliënt vertelt zijn klachten en zijn hulpvraag aan de diëtist.
3. De diëtist doet onderzoek.
4. De diëtist komt tot een eigen probleemformulering en tot het vaststellen van een doel.
5. Het behandelplan wordt vastgelegd.

Deze stappen dienen in chronologische volgorde te worden gevolgd, omdat iedere stap een specifieke functie heeft in het probleemoplossend proces (Werkgroep Introductie POR, 1988).

Er zijn verschillende redenen die ertoe hebben geleid om in 1998 de POR te herzien: de wens om de dieetbehandeling elektronisch vast te leggen en aan te sluiten bij het toekomstig elektronisch patiëntendossier, toenemende tijdsdruk, nieuwe behandelmethoden (bijv. Health Counseling), de wens eenduidiger en efficiënter te registreren en de wens om meer gegevens beschikbaar te krijgen voor management en onderzoek.

In 1996 werd de NVD-jubileumprijs ingezet om dit project uit te voeren, in samenwerking met het Nederlands Paramedisch Instituut (NPi) en de NVD. Dit heeft geresulteerd in het project 'Naar een doelmatiger POR', waarvan de resultaten in 1998 zijn gepubliceerd (NVD, 1998). De belangrijkste veranderingen ten opzichte van het POR-model 1985 zijn dat de subjectieve gegevens onderverdeeld zijn in drie categorieën, te weten beleving van het probleem, hulpvraag van de cliënt en klachten. Daarnaast zijn twee stappen – evaluatie en afsluiting – aan de vier stappen toegevoegd. Het basismodel POR 1998 bestaat uit de volgende zes stappen:

1. Aanmelding
2. Diëtistisch onderzoek
3. Diëtistische diagnose
4. Behandelplan/behandeling
5. Evaluatie
6. Afsluiting

In 1998, bij de introductie van een doelmatiger POR, heeft de NVD besloten om ten behoeve van 'eenheid van taal', o.a. in het kader van verslaglegging, een aantal classificaties en codelijsten voor de diëtetiek te laten ontwikkelen. Deze zijn in conceptvorm in 1999 gepubliceerd (Beens & Heerkens, 1999). In 2003 zijn vernieuwde versies verschenen (Lie & Heerkens, 2003). Het NPi heeft bij het ontwikkelen van de classificaties en codelijsten een belangrijke rol gespeeld, daarbij ondersteund door een actieve werkgroep bestaande uit diëtisten uit alle werkvelden.

In 2012 heeft een herziening van de classificaties en codelijsten plaatsgevonden. In par. 4 van hoofdstuk 2 worden de meest actuele versies van de classificaties en codelijsten besproken.

In 2012 is ook de directe toegankelijkheid voor de diëtist (DTD) ingevoerd en daarmee is een nieuwe mogelijkheid binnen de stap 'Aanmelding' gekomen. In par. 6.1 wordt de DTD verder besproken.

1.4   Nutrition Care Proces

In 2003 heeft de toenmalige American Dietetic Association (ADA) – tegenwoordig de Academy of Nutrition and Dietetics (AND) – het Nutrition Care Proces (NCP) geïntroduceerd (ADA, 2003). Het NCP en het methodische handelen zijn inhoudelijk gelijk aan elkaar, alleen zijn de stappen anders geordend. In het NCP worden de eerste twee stappen en de laatste twee stappen van het methodisch handelen in één stap uitgevoerd.

Het NCP (zie tabel 1.1) bestaat uit vier stappen:

• Nutrition Intake en Assessment;
• Nutrition Diagnosis;
• Nutrition Intervention;
• Nutrition Monitoring and Evaluation.

Voor het formuleren van de 'nutrition diagnosis' binnen het NCP wordt de PES-structuur gehanteerd. PES staat voor probleem (een kernachtig geformuleerde definitie), etiologie (oorzaken en beïnvloedende factoren) en symptomen. Het is de basis voor de systematische aanpak voor het formuleren van de diëtistische diagnose in de Verenigde Staten en vindt zijn oorsprong in de jaren vijftig van de vorige eeuw, toen wetenschappelijke theorieën ontwikkeld werden rondom het verpleegkundig proces.

Tabel 1.1 Vergelijking van
de stappen van het metho-
disch handen en van het NCP.

Methodisch handelen	Nutrition Care Proces
1. Aanmelding	1. Nutrition Intake and
2. Dietistisch onderzoek	Assesment
3. Diëtistische diagnose	2. Nutrition Diagnosis
4. Behandelplan/behandeling	3. Nutrition Intervention
5. Evaluatie	4. Nutrition Monitoring and
6. Afsluiting	Evaluation

Het probleem, als onderdeel van de 'nutrition diagnosis', wordt onderverdeeld
in drie domeinen te weten:

- Intake domain - nutrients, protein, vitamins etc.
- Clinical domain - functional
- Behavioral-environmental domain - knowledge and belief.

Het formuleren van een diëtistische diagnose gebeurt binnen het NCP op de volgende manier. Iedere diëtistische diagnose is als het ware 'voorgeformuleerd'. De diëtist kiest datgene wat het 'meest' past bij de individuele cliënt. In geautomatiseerde
systemen kiest de diëtist als volgt via een 'pick and click'-model. Het probleem
(P) (ongeveer 100 mogelijkheden), vervolgens staan achter ieder probleem 2-5
oorzaken of beïnvloedende factoren (E) en vervolgens één symptoom (S). Al deze
stappen uit het 'pick and click'-model zijn voorzien van een gestandaardiseerde
omschrijving (met code uit de International Dietetics and Nutrition Terminology, de
IDNT), zie hiervoor ook paragraaf 5 hoofdstuk 2. Een voorbeeld van een nutritional
diagnosis geformuleerd volgens de NCP staat in kader 1.

Kader 1   Voorbeeld geformuleerde nutritional diagnosis volgens de NCP

excessieve inname van energie (probleem/domein intake nutriënt) veroorzaakt door een veelvuldige consumptie van grote porties en te vette maaltijden (etiologie) met als gevolg dagelijks 500 kcal te hoge energie-inname en
daarmee gewichtstoename van 6 kg in een jaar (symptoom).

Het NCP is overgenomen door Canada en Australië. In Europa beraadt men zich
over het gebruik van de NCP in combinatie met de IDNT of het methodisch handelen in combinatie met de ICF-diëtetiek en de codelijst doelen. De EFAD (European
Federation of the Associations of Dietitians) speelt een belangrijke rol in deze besluitvorming (EFAD, 2014).

In Nederland wordt voor het formuleren van de diëtistische diagnose uitgegaan
van het door de WHO geformuleerde ICF-schema (zie ook par. 4.2 in hoofdstuk 2)
waar uitgegaan wordt van (stoornissen op het gebied van) functies en anatomische
eigenschappen, (beperkingen in) activiteiten, participatie(problemen) en daarop van
invloed zijnde externe factoren en persoonlijke factoren.

1.5 De kwaliteitscirkel van Deming

De cirkel van William Edward Deming (Deming, 1986) is een kwaliteitscirkel die vier activiteiten beschrijft die op alle verbeteringen in organisaties van toepassing zijn. Het cyclische karakter garandeert dat de kwaliteitsverbetering continu onder de aandacht is. De vier activiteiten in de kwaliteitscirkel van Deming zijn:

- PLAN: Kijk naar huidige werkzaamheden en ontwerp een plan voor de verbetering van deze werkzaamheden. Stel voor deze verbetering doelstellingen vast.
- DO: Voer de geplande verbetering uit in een gecontroleerde proefopstelling.
- CHECK: Meet het resultaat van de verbetering en vergelijk deze met de oorspronkelijke situatie en toets deze aan de vastgestelde doelstellingen.
- ACT: Bijstellen aan de hand van de gevonden resultaten bij CHECK.

De kern van deze kwaliteitscirkel is dat elke medewerker aan een (productie)proces op deze manier in staat is om zijn eigen werkwijze te beoordelen en te verbeteren. Er is daarnaast aandacht voor de randvoorwaarden (beschikbaarheid van middelen) en de belangen van de betrokkenen.

Binnen de diëtetiek kan de cirkel van Deming worden toegepast bij het diagnostisch proces (PLAN) en bij het uitvoeren van de diëtistische behandeling (DO). Door de verkregen resultaten te vergelijken met de gestelde doelen (CHECK), kan worden bepaald of het nodig is om acties uit te zetten om de resultaten te verbeteren of de doelen aan te passen (ACT). Deze cyclus herhaalt zich, met als doel continue verbetering van de resultaten. De cyclus zorgt daarmee voor zowel kwaliteitsborging als kwaliteitsverbetering (zie ook hoofdstuk Implementatie van richtlijnen, Maessen).

1.6 Beschrijving methodisch handelen

De diëtist werkt methodisch volgens bepaalde stappen in een cyclisch proces en doet dat doelgericht, bewust, systematisch en procesmatig. Doelgerichtheid, bewustheid, systematiek en procesmatigheid zijn kenmerken van methodisch handelen (Mosterd & Kruijswijk Jansen, 1997; NVD, 2013a).

Doelgericht betekent dat het handelen gericht is op het bereiken van een of meer van tevoren (samen met de cliënt) vastgestelde heldere en concrete doelen. De doelen zijn vastgelegd in het behandelplan. De diëtist weet welk doel met welke handeling (verrichting) bereikt kan worden. De handelingen zijn zo gekozen dat het te verwachten effect ervan bijdraagt aan de doelen.

De diëtist maakt in de beroepsuitoefening doorlopend keuzes. De diëtist moet zich *bewust* zijn van de eigen perceptie, normen en waarden, en rekening houden met die van de cliënt.

Systematisch houdt in dat het handelen gekenmerkt is door een voorbedachte, herkenbare, logische samenhang, planning, uitvoering en verslaglegging.

Procesmatig betekent dat alle aspecten van het handelen met elkaar samenhangen en elkaar voortdurend wederzijds beïnvloeden.

Het methodisch handelen is een cyclisch proces met tussentijdse evaluatiemomenten (Figuur 1.2). De diëtist evalueert het zorgproces bij ieder consult kritisch. Nieuwe informatie of een verandering in de situatie kan leiden tot andere doelen en/of een ander plan van aanpak.

In de volgende paragrafen wordt het methodisch handelen per stap beschreven.

1.6.1 Aanmelding

Tijdens de Aanmelding verzamelt de diëtist de voor de diëtistische behandeling benodigde gegevens via de verwijzer en de cliënt.

De diëtist is ook direct toegankelijk, wat wil zeggen er is geen verwijzing nodig van een arts. De diëtist besluit of behandeling zinvol en veilig is voor een cliënt die zonder verwijzing bij de diëtist komt. De diëtist screent op zogeheten 'rode vlaggen': symptomen van ziekten of aandoeningen die buiten het domein van de diëtist vallen. Bij een rode vlag adviseert de diëtist de cliënt contact op te nemen met de huisarts (NVD, 2013b).

Bij 'Aanmelding' legt de diëtist de volgende categorieën gegevens vast in het behandeldossier (NVD, 1998):

- Naam diëtist.
- Datum aanmelding en datum en soort consult.
- Overname behandeling (naam diëtist, datum, instelling).
- Persoonsgegevens (naam, geslacht, geboortedatum, telefoonnummer, burgerservicenummer, adres, woonplaats, ziektekostenverzekering).
- Medische gegevens (gegevens verwijzer, medische diagnose en behandeling, onderzoeksgegevens, prognose, verwijsdiagnose, verwijsdoel, klachten, medicatie, andere hulpverleners).
- Aanvullende gegevens (mogelijkheden en hulpmiddelen communicatie).

1.6.2 Diëtistisch onderzoek

Tijdens het diëtistisch onderzoek verzamelt de diëtist gegevens over de anatomische eigenschappen en de fysiologische en mentale functies van een cliënt, de wijze waarop de cliënt activiteiten uitvoert en de mate waarin hij[2] deelneemt aan het maatschappelijk leven. Tevens worden de externe en persoonlijke factoren die hierop van invloed zijn onderzocht. Deze fase van methodisch handelen is het diagnostische proces van de diëtistische zorg.

---

[2] Overal waar hij/hem staat kan ook zij/haar gelezen worden.

Bij 'Diëtistisch onderzoek' legt de diëtist de volgende categorieën gegevens vast in het behandeldossier (NVD, 1998):

- Hulpvraag, verwachtingen, probleembewustwording van de cliënt, voor- en nadelen probleem, barrières.
- Diëtistische en medische voorgeschiedenis.
- Psychosociale gegevens (opleiding, werk/school, samenlevingsvorm, woonsituatie, activiteiten en hobby's).
- Meet- en weeggegevens (bijv. lengte, gewicht, percentage gewichtsverlies, BMI, VVMI, groeidiagrammen).
- Nutriëntenbehoefte.
- Voedingstoestand.
- Voedingsanamnese (methodiek, uitslagen, eetgedrag, voedingsgewoonten en/of -wensen, eisen aan de voeding).
- Kennis en inzicht in de relatie tussen huidige voeding en ziektebeeld en dieet.

1.6.3 Diëtistische diagnose

De diëtistische diagnose is in het methodisch handelen de schakel tussen het diagnostisch en het therapeutisch proces. De diëtist analyseert en interpreteert de gegevens die tijdens de aanmelding of bij het screeningsproces en het diëtistisch onderzoek verzameld zijn. De diëtistische diagnose is het beroepsspecifieke oordeel van de diëtist over het gezondheidsprofiel van de cliënt. Met beroepsspecifieke kennis en vaardigheden definieert de diëtist de diagnose van de cliënt op voedingsgebied. Hierin wordt het kernprobleem, of worden meerdere kernproblemen, eventueel gerangschikt naar prioriteit, beschreven. Deze 'diëtistische diagnose' vormt de basis voor het – samen met de cliënt – op te stellen behandelplan.

De diëtistische diagnose is geen herhaling of bevestiging van medische diagnose; de medische diagnose is door de arts gesteld. De diëtistische diagnose is een functionaliteitsdiagnose; het beschrijft (problemen in) het functioneren van de cliënt, waarbij de problemen op voedingsgebied centraal staan en waarin tevens is aangegeven welke medische (aandoening, medische behandeling), externe (omgeving) en persoonlijke factoren op het functioneren van invloed zijn.

De diëtistische diagnose kan beschreven worden aan de hand van de International Classification of Functioning, Disability and Health voor de Diëtetiek (icf-diëtetiek), die in par. 4.2 van hoofdstuk 2 beschreven wordt. De relatie tussen de verschillende categorieën gegevens wordt in het ICF-schema (zie figuur 1.1 aldaar) weergegeven.

Dit zijn de gegevens waaruit de diëtistische diagnose kan bestaan:

- de achterliggende medische factoren (zoals medische diagnose, uitgevoerde operatie);
- functies (stoornissen), bijvoorbeeld afwijkingen in de laboratoriumwaarden, de bloeddruk, het gewichtsverloop (zoals ongewenst gewichtsverlies), de groei, het kauwen, het slikken en de vertering;

Figuur 1.1 Kwaliteitscirkel van Deming.

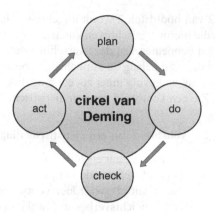

- anatomische eigenschappen (stoornissen), zoals volledige of gedeeltelijke afwezigheid van de maag, de lengte van de dunne darm (zoals bij short bowel syndrome), de doorgankelijkheid van de dikke darm en de aanwezigheid van een colostoma of ileostoma;
- (beperkingen in) activiteiten, zoals dagelijkse activiteiten als boodschappen doen, koken, maaltijden samenstellen, etiketten lezen, het eten en drinken zelf, zorgen voor voeding en/of dieet in dagelijkse leefsituatie, waaronder de inname van energie en voedingsstoffen, mentale activiteiten (zoals omgaan met stress), communicatieve activiteiten en activiteiten gerelateerd aan school (leren schrijven, rekenen, enz.) en werk;
- participatie(problemen), zoals deelname aan het maatschappelijke leven (bijv. werk, school en vrije tijd);
- externe factoren, zoals de fysieke en sociale omgeving van de cliënt die (in positieve of negatieve zin) van invloed kunnen zijn op de gezondheid van de cliënt; en
- persoonlijke factoren, zoals leeftijd, geslacht, beroep, leefstijl (eetpatroon, beweegpatroon), taalbeheersing en kennis rond ziekte en functioneren die positief dan wel negatief van invloed kunnen zijn op de gezondheid van de cliënt.

Figuur 1.2 Het methodisch handelen is een cyclisch proces.

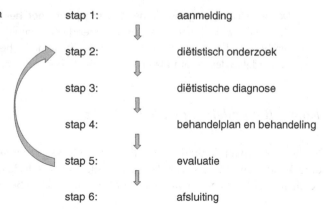

In par. 4.2 van hoofdstuk 2 wordt uitgebreider ingegaan op het ICF-schema en de gegevens die hiermee beschreven kunnen worden.

Naast het benoemen van deze verschillende elementen van de diëtistische diagnose is het ook van belang de samenhang te beschrijven. De verbinding tussen probleem, oorzaak en gevolg moet zoveel mogelijk tot uiting komen in de diëtistische diagnose. Zie een voorbeeld van een diëtistische diagnose in kader 2.

Kader 2   Voorbeeld van een diëtistische diagnose

81-jarige man, weduwnaar en zelfstandig wonend.

Status na operatief gefixeerde heupfractuur, waarvoor fysiotherapie (vlak voor de warme maaltijd), waardoor vermoeid. Hierbij is ondervoeding ontstaan: 8 procent gewichtsverlies in 5 weken (BMI 19) door slechte voedselinname (1300 kcal, 50 g eiwit) ten gevolge van vermoeidheid, droge mond, gebitsproblemen en niet meer zelf kunnen koken. Geadviseerde drinkvoeding lust meneer niet. Voldoende hulp in de omgeving.

Het werken met een diëtistische diagnose levert in de praktijk veel op. Het structureert het denkproces van de diëtist en helpt bij het stellen van prioriteiten in de dieetbehandeling. In de diagnose staan de belangrijkste problemen van de cliënt en de problemen die van invloed zijn op het behandelproces. Door problemen kort en krachtig te formuleren, worden hoofd- en bijzaken duidelijk en is het behandelplan helder op te stellen.

Een duidelijke en volledige diëtistische diagnose bevordert transparant en efficiënt werken en continuïteit van zorg; het lezen van de diëtistische diagnose is voor een collega voldoende om de behandeling over te kunnen nemen en voorkomt het doorlezen van een heel dossier. Daarnaast zorgt een goed opgestelde diëtistische diagnose voor een behandelplan op maat, met als resultaat een effectievere behandeling. Een kort en krachtig opgestelde diëtistische diagnose is meteen (als basis) bruikbaar voor rapportage aan de verwijzer en/of overdracht aan collega-diëtisten of aan andere hulpverleners.

▶   De diëtistische diagnose is het uitgangspunt voor het behandelplan en daarmee van de behandeling en is zodoende een onmisbare schakel in het methodisch handelen. De diëtist moet de problemen scherp hebben om de behandeldoelen te formuleren en effectief te behandelen.

1.6.4   Behandelplan en behandeling

Na het stellen van de diëtistische diagnose zijn de gezondheidsproblemen en voedingskundige problemen van de cliënt duidelijk en stelt de diëtist – in overleg met de cliënt – een behandelplan op. Het behandelplan is de beschrijving van de doelen die met de diëtistische zorg worden nagestreefd (naast eventuele multidisciplinaire doelen) en de gekozen strategie om deze doelen te bereiken (de voor de cliënt meest geëigende therapie/interventies (voorgenomen technieken en de geplande inzet van hulpmiddelen), de wijze en tijdstippen waarop de behandeling uitgevoerd wordt (inclusief de duur en frequentie van behandeling) en het moment en de wijze van evaluatie) (NVD, 1996).

Bij 'Behandelplan en behandeling' legt de diëtist de volgende categorieën gegevens vast in het behandeldossier (NVD, 1998):

- Doelen behandeling.
- Voedings- en dieetvoorschrift.
- Verstrekte mondelinge/schriftelijke informatie aan cliënt.
- Begeleidingsduur en -frequentie.
- Gedragsbehoud, terugvalpreventie.
- Vervolg behandeling.
- Contact met derden (acties, instructies, overleg).
- Rapportage (aan (naam) en datum).

Doelen behandeling

De diëtist stelt samen met de cliënt de behandeldoelen vast. Een behandeldoel is alles wat de diëtist nastreeft met zowel het uitvoeren van een of meer verrichtingen (inclusief diagnostiek) als met de diëtistische zorg als geheel (Lie & Heerkens, 2003).

De behandeldoelen moeten (gedeeltelijk) binnen de invloedssfeer van de diëtist liggen, anders is het niet aan de diëtist om deze behandeldoelen te stellen. Bij multidisciplinaire doelen (bijv. bijdragen aan goede bloedglucoseregulatie) zijn er meerdere factoren (bijv. medicatie, bewegen) die een rol spelen bij het behalen van deze doelen. Bij een multidisciplinair doel is niet te evalueren wat het aandeel van de dieetbehandeling is. Om de behandeling van de diëtist te kunnen evalueren en om de meerwaarde van de diëtetiek te laten zien is het van belang om (ook) diëtistische doelen te formuleren. Een diëtistisch doel is dat wat de cliënt en de diëtist met de dieetbehandeling willen bereiken (bijv. bijdragen aan goede bloedglucoseregulatie; kunnen rekenen met koolhydraten). Diëtistische behandeldoelen liggen binnen de invloedssfeer van de diëtist.

Meestal kan onderscheid gemaakt worden tussen hoofddoelen en subdoelen. Een hoofddoel is gericht op het resultaat aan het einde van de dieetbehandeling en is dan ook vaak een doel op langere termijn. Een diëtistisch hoofddoel kan een onderdeel zijn van een multidisciplinair doel.

Een subdoel is een tussentijds doel, vaak gebruikt om het hoofddoel in afgebakende en overzichtelijke stukjes te hakken (bijv. bij 20 kg gewichtsverlies is het overzichtelijker om een gewichtsverlies van 3 kg voor de eerste maand als doel te hebben). Een subdoel kan ook een randvoorwaardelijk doel zijn; het subdoel moet eerst behaald worden om het hoofddoel te kunnen bereiken (bijv. als een cliënt een goede productkeuze moet kunnen maken, dan moet de cliënt eerst een etiket kunnen lezen en interpreteren). Subdoelen worden meestal voor een korte(re) termijn geformuleerd.

Om behandeldoelen te kunnen evalueren moeten ze zoveel mogelijk meetbaar geformuleerd worden: het is duidelijk wat het resultaat moet zijn. Een methode om doelen meetbaar te formuleren is de SMART-methode, voor het eerst geïntroduceerd door hoogleraar management Peter F. Drucker (Drucker, 1954).

De letters van SMART staan voor:

- *Specifiek:* het doel is eenduidig en concreet; het is ondubbelzinnig waar het over gaat. Termen uit de ICF zijn eenduidig en bruikbaar bij het formuleren van doelen (bijv. defecatiefrequentie, lichaamsgewicht, bloedglucosegehalte). Zie ook par. 4.2 in hoofdstuk 2.
- *Meetbaar:* aan de actie of het resultaat wordt een waarde (getal, percentage) verbonden (bijv. defecatiefrequentie 1x daags, lichaamsgewicht 70 kg). Ook andere soorten waarden kunnen gebruikt worden. Een voorbeeld is de ESAS-score (Edmonton Symptom Assessment System score), waarmee de mate waarin de eetlust gestoord is wordt aangegeven. Zie hiervoor figuur 5 in par. 4.2 van hoofdstuk 2.
- *Acceptabel:* voor elk doel is er draagvlak nodig om de cliënt te binden aan het behalen van het doel. De cliënt moet er iets voor overhebben om het doel te behalen. Om het draagvlak te vergroten moet de cliënt (indien de omstandigheden het toelaten) actief bij het kiezen en formuleren van doelen betrokken worden. De cliënt heeft invloed, voelt verantwoordelijkheid en betrokkenheid. Dit kan leiden tot meer motivatie om het behandeldoel te halen.
- *Realistisch:* onbereikbare doelen motiveren niet, doelen moeten realistisch zijn. Cliënten moeten de kennis, middelen en capaciteiten hebben om het doel te kunnen bereiken. Soms moet eerst een randvoorwaardelijk doel geformuleerd worden om het hoofddoel te kunnen bereiken.
- *Tijdgebonden:* wanneer (in de tijd) moet het doel bereikt zijn? Een (sub)doel op korte termijn spreekt meestal meer aan dan een (hoofd)doel op de langere termijn.

SMART kan worden uitgebreid naar SMARTER. De E staat voor Ethical (ethisch) en de R staat dan voor Recorded (vastgelegd). Naast methodisch werken is het ook belangrijk om de gegevens van onderzoek en behandeling gestructureerd en eenduidig vast te leggen in het behandeldossier, zie hiervoor ook par. 4 in hoofdstuk 2.

SMART is een nuttige checklist voor doelen, maar het legt ook beperkingen op die zeer waardevolle doelen kunnen uitsluiten, bijvoorbeeld omdat die doelen lastig meetbaar zijn of niet heel goed zijn te specificeren. Is het gebruiken van SMART dan wel zo slim? Want wie het onbekende wil verkennen kan niet specifiek zijn: je hebt nog geen idee hoe ver je kunt komen. Meetbare resultaten leiden tot calculerend gedrag, acceptabele doelen zijn niet confronterend en realistische doelen zijn niet ambitieus. Tijdgebonden doelen hebben een beperkte houdbaarheid.

In 2004 introduceerde Markensteijn als tegenhanger van SMART de term FUZZY (Markensteijn, 2004).

De letters FUZZY staan voor:

- *Feestelijk:* cliënt moet er lol in hebben om voor het halen van de doelstelling te gaan.

- *Uitdagend*: het doel moet spannend zijn, op het randje van het haalbare, liefst bijna onmogelijk.
- *Zuiver*: het doel moet weergeven wat je echt wilt.
- *Zinnelijk*: mensen moeten een prettig opwindend gevoel hebben bij een doelstelling.
- *Yes!*: een doelstelling moet enthousiasme oproepen.

FUZZY geeft een minder duidelijke focus; het gevoel staat meer voorop. Om meetbare doelen te formuleren is SMART een goede methode, maar verlies FUZZY niet uit het oog.

Voor het formuleren van meetbare behandeldoelen met de ICF-diëtetiek en de codelijst Doelen, zie par. 4.5 in hoofdstuk 2.

Uitvoeren van de behandeling

Nadat de behandeldoelen zijn opgesteld, bepaalt de diëtist (indien mogelijk) met de cliënt hoe de behandeldoelen te gaan realiseren, namelijk door bij de doelen geschikte verrichtingen en hulpmiddelen te kiezen en het geheel te plaatsen in de tijd.

Verrichting

Een diëtistische verrichting is het professioneel direct cliëntgebonden handelen (inclusief het informeren/adviseren/instrueren van de omgeving) binnen de diëtetiek (Lie & Heerkens, 2003).

Er is onderscheid te maken tussen direct patiëntgebonden handelingen (per definitie 'verrichting' genoemd) en indirecte handelingen, zie voor definiëring hiervan par. 4.3 in hoofdstuk 2.

Onder verrichtingen worden bijvoorbeeld verstaan:

- afnemen van een voedingsanamnese en meten van lichaamsgewicht, tailleomvang en huidplooidikte;
- cliënt informeren, adviseren, instructies geven en uitleggen, feedback geven;
- voedings- en dieetadviezen maken en/of berekenen samen met cliënt;
- technieken toepassen, zoals Motivitional Interviewing, cognitieve gedragstherapie en Health Counseling;
- rapporteren aan de verwijzer (NVD, 2001);
- afspraken maken of overleggen met andere hulpverleners.

De verrichtingen van de diëtist in de stap 'behandeling' worden ook wel aangeduid als 'voedingsinterventie': een combinatie van verrichtingen die ingezet worden om het gezondheidsprobleem van de cliënt te verminderen of op te lossen. Ook worden hiervoor de termen dieetbehandeling, dieetinterventie of voedings- of dieettherapie gebruikt. Voor eenduidig formuleren van verrichtingen zie par. 4.3 in hoofdstuk 2.

Hulpmiddel

Een hulpmiddel is (volgens de Nederlandse vertaling van de ISO 9999 (NEN, 2011)) elk product (inclusief apparaten, uitrusting, instrumenten en computerprogrammatuur), speciaal vervaardigd of algemeen verkrijgbaar, dat wordt gebruikt door of voor personen met functioneringsproblemen om:

* te participeren,
* lichaamsfuncties/anatomische eigenschappen en activiteiten te beschermen, ondersteunen, trainen, meten of vervangen; of
* stoornissen, beperkingen of participatieproblemen te voorkomen.

Of meer populair geformuleerd (www.encyclo.nl): een hulpmiddel is wat gebruikt wordt om iets makkelijker te kunnen doen of iets te kunnen doen wat men niet meer kan (bijv. een traplift bij zelf de trap niet meer kunnen opkomen).
    Voorbeelden van hulpmiddelen die de diëtist gebuikt:

* Meetinstrumenten om de fysieke en fysiologische eigenschappen van de mens vast te stellen, zoals weegschalen, meetlinten, meetbakken, handknijpkrachtmeters, impedantiemeters, huidplooimeters en indirecte calorimetrie.
* Hulpmiddelen, zoals eetdagboeken en vragenlijsten, bijvoorbeeld voedselfrequentievragenlijsten en vragenlijsten om te screenen op ondervoeding.
* Hulpmiddelen die nodig zijn voor het berekenen en analyseren van voeding, zoals de NEVO-tabel, Voedingsnormen van de Gezondheidsraad en software voor het berekenen van voedingswaarden.
* Voedings- of dieetvoorschrift waarin de eigenschappen, beschreven in kwaliteit en kwantiteit van voedingsstoffen, vastgelegd zijn. Het voedingsadvies is de vertaling van de Richtlijnen Goede Voeding in voedingsmiddelen. Het dieetadvies is de vertaling van het dieetvoorschrift in voedingsmiddelen (NVD, 1996).
* Informatie en instructiemateriaal, zoals specifieke dieetbrochures, 'vrije' merkartikelenlijsten, dagmenu's, specifieke websites en apps, food models en fotoboeken met etiketten.
* Voeding-/dieetondersteunde hulpmiddelen, zoals dieetpreparaten en vitamine- en mineralensupplementen.

Voorbeelden van de hulpmiddelen die de cliënt gebruikt:

* Huishoudelijke hulpmiddelen, bijvoorbeeld huishoudweegschaal, staafmixer, broodbakmachine, hulpmiddelen voor eten en drinken, zoals aangepast bestek, rietje en tuitbeker.
* Voedingssonde en accessoires voor het toedienen van sondevoeding en parenterale voeding.
* Hulpmiddelen voor communicatie, zoals een bril, een hoortoestel, een letterplank en een tolkentelefoon.
* Een deel van de bij de diëtist genoemde hulpmiddelen zijn tevens hulpmiddelen voor de cliënt, zoals voedings- of dieetvoorschrift, informatie- en instructiemateriaal en voeding-/dieetondersteunende hulpmiddelen.

Voor het gebruiken van de classificatie hulpmiddelen bij het vastleggen van hulpmiddelen zie par. 4.4 in hoofdstuk 2.

1.6.5 Evaluatie

Bij de evaluatie doorloopt de diëtist opnieuw (een gedeelte van) het diëtistisch onderzoek. Als de behandeldoelen meetbaar zijn geformuleerd, kan de diëtist door het beoordelen van de in de behandeldoelen vastgelegde parameters de resultaten van de behandeling van de individuele cliënt beoordelen. Is het doel behaald, deels behaald of niet behaald?

Voor de evaluatie van behandeldoelen is het zaak een geschikt meetinstrument te gebruiken. In par. 2 H. 63 wordt het kiezen en gebruik van een meetinstrument beschreven.

Door gestructureerd gegevens van cliëntgroepen te registreren en te verzamelen is het mogelijk de behandelresultaten op groeps- en instellingsniveau vast te stellen. Deze resultaten kunnen ook afgezet worden tegen de behandeldoelen in (inter) nationale (dieet)behandelingsrichtlijnen.

De effectiviteit kan bepaald worden door de behaalde behandelresultaten af te zetten tegen de geformuleerde behandeldoelen. In Tabel 1.2 staat een voorbeeld van een overzicht van de resultaten van patiënten met als dieetbehandeldoel gewichtsverlies. In de tabel is het aantal kilogrammen gewichtsverlies vergeleken met het behandeldoel van de cliënt en het behandeldoel van de Zorgstandaard Obesitas (10% gewichtsverlies) (Partnerschap Overgewicht Nederland, 2010). Het resultaat en de effectiviteit van de behandeling kunnen zo bepaald worden.

Bij 'Evaluatie' legt de diëtist de volgende categorieën gegevens vast in het behandeldossier (Doelmatiger POR, NVD, 1998):

- Behaalde resultaten.
- Behaalde doelen.

Tabel 1.2 Voorbeeld Overzicht resultaten van patiënten met dieetbehandeldoel gewichtsverlies.

Naam cliënt	Behandeldoel	Resultaat in kg	Resultaat in %	% van doel cliënt behaald	Doel cliënt behaald 0 = nee 1 = ja	% van doel richtlijn behaald	Doel richtlijn behaald 0 = nee 1 = ja
Mw J.	gewichtsverlies	−16	−13	53	0	133	1
Hr C.	gewichtsverlies	−9	−11	60	0	225	1
Hr de W.	gewichtsverlies	−3,5	−4	23	0	74	0
Mw Y.	gewichtsverlies	−10	−11	100	1	105	1
Mw de B.	gewichtsverlies	−15	−14	100	1	286	1
Hr S.	gewichtsverlies	−8	−10	80	1	200	1
gemiddeld		−10,2	−10,5	69%	50%	170	83%

1.6.6   Afsluiting

Bij het afsluiten van de behandeling worden de datum en reden van afsluiting en het eventuele vervolg op de afgesloten behandeling vastgelegd. Bijvoorbeeld: de dieetbehandeling wordt in de tweede lijn afgesloten en overgedragen naar diëtetiek in de eerste lijn.
Afsluiting:

- Aantal consulten en duur van de behandeling.
- Opmerkingen t.a.v. de begeleiding.
- Datum en reden van de afsluiting.
- Vervolg op de afgesloten behandeling.

1.7   Conclusies en aanbevelingen

Klinisch redeneren draagt eraan bij om de diëtetiek naar een hoger niveau te tillen en systematisch en evidence-based werken te garanderen. Het helpt de diëtist bij het transparant maken van het handelen en de keuzes die gemaakt worden. Methodisch handelen biedt daarbij een goede structuur om dit proces inzichtelijk te maken. Het structureert het denkproces en helpt prioriteiten te stellen in de dieetbehandeling. Diëtisten die methodisch handelen, leveren een kwalitatief betere voedingsgerelateerde zorg en werken gestructureerd(er), transparanter en meer uniform. Het methodisch werken geeft de mogelijkheid om professionele autonomie te verbinden met kwaliteit. Zowel doelmatigheid als effectiviteit zijn belangrijke pijlers om de diëtistische zorg inzichtelijker en transparanter te maken en daarmee een basis te leggen voor het verantwoorden van het werk van de diëtist. Een aantal zorgverzekeraars ziet methodisch handelen in toenemende mate als een belangrijk kwaliteitskenmerk voor het handelen van de (para)medicus.

De diëtistische diagnose ofwel het kernprobleem van de cliënt dient kort en krachtig geformuleerd te worden, waarbij hoofd- en bijzaken duidelijk worden en waarbij het behandelplan snel en helder is op te stellen. Vooral bij complexe en meervoudige problematiek geeft de diëtistische diagnose een goed overzicht als basis voor een op maat afgesteld behandelplan. De diëtist moet behandeldoelen SMART(ER) formuleren. Het is voor de diëtist belangrijk om zoveel als mogelijk gebruik te maken van meetinstrumenten om de behandelresultaten te meten en daarmee de effectiviteit van de behandeling vast te stellen.

Referenties

ADA. Nutrition Care Process and Model. Journal of the American Dietetic Association 2003, 1061–1072.
Adriaan E. Een holistische benadering door klinisch redeneren. Nederlands Tijdschrift voor Voeding & Diëtetiek 2014;69(1):6–9.

Beens MC, Heerkens YF. Classificaties en Codelijsten voor de Diëtetiek. Amersfoort: Nederlands Paramedisch Instituut (NPi), 1999.

Deming, WE. Out of the Crisis. MIT Center for Advanced Engineering Study, 1986.

Drucker, PF. 'The Practice of Management', Management by Objectives, 1954.

EFAD. Vision paper. The implementation of a Nutrition Care Process (NCP) and Standardized Language (SL) among dietitians in Europe. Vision 2020, 2014.

Kuiper C, Balm M. Paramedisch Handelen. Utrecht: Uitgeverij Lemma, 2001.

Lacey K, Pritchett E. Nutrition care process and model: ADA adopts road map to quality care and outcomes management. J Am Diet Assoc. 2003;103:1061–1072.

Lie E, Heerkens YF. Classificaties en Codelijsten voor de Diëtetiek. Amersfoort: Nederlands Paramedisch Instituut (NPi), 2003.

Markensteijn P. Stop SMART, be FUZZY! http://www.markensteijn.com/smart.htm, 2004.

Mosterd H, Kruijswijk Jansen J. Methodisch verplegen, een modelmatige benadering van de praktijk. Utrecht: De Tijdstroom, 1997.

NEN. Nederlandse norm NEN-EN-ISO 9999 (nl) Hulpmiddelen voor mensen met functioneringsproblemen – Classificatie en terminologie (ISO 9999: 2011, IDT). Delft: Nederlands Normalisatie-instituut, 2011.

NVD. Kwaliteitsborgingsnorm, www.nvdietist.nl, 1996.

NVD. Doelmatiger POR, www.nvdietist.nl,1998.

NVD. Richtlijn Rapportage van diëtist aan verwijzer, www.nvdietist.nl, 2001.

NVD. Beroepsprofiel Diëtist, www.nvdietist.nl, 2013a.

NVD. Screening Directe Toegankelijkheid, www.nvdietist.nl, 2013b.

Partnerschap Overgewicht Nederland, Zorgstandaard Obesitas. Amsterdam: november 2010.

Werkgroep 'Introductie POR' Probleem geOriënteerdeRegistratie. Een handleiding voor het gebruik van het POR-model. NVD, 1988.

Hoofdstuk 2
Eenduidig taalgebruik bij het diagnostisch en therapeutisch handelen van de diëtist

W.K. Visser, S. Runia, J. Tiebie en Y.F. Heerkens

December 2014

Samenvatting Ter verbetering van de communicatie, het verhogen van de transparantie van het methodisch handelen van diëtisten en als hulp bij het in kaart brengen van de effectiviteit van diëtistische zorg is het belangrijk om de gegevens uit het diëtistische zorgproces eenduidig vast te leggen. Deze eenduidigheid is te realiseren met de richtlijnen Probleem geOriënteerde Registratie (POR) en de Classificaties en Codelijsten voor de Diëtetiek. In dit hoofdstuk worden de achtergronden en toepassingsmogelijkheden van de classificaties en codelijsten beschreven en worden voorbeelden van toepassing van ICF-diëtetiek bij diëtetiek-verslaglegging in het elektronisch patiëntendossier gegeven.

2.1 Inleiding

Zoals beschreven staat in hoofdstuk 1, bestaat het diëtistisch zorgproces uit een diagnostische en een therapeutische fase. Methodisch handelen betekent dat de diëtist doelgericht, bewust, systematisch en procesmatig werkt. Diëtisten die methodisch handelen, leveren een kwalitatief betere zorg en werken gestructureerd(er), transparanter en meer uniform (Lacey & Pritchett, 2003). Het methodisch werken geeft de mogelijkheid om professionele autonomie te verbinden met kwaliteit. In toenemende mate zien zorgverzekeraars het methodisch handelen als een belangrijk kwaliteitskenmerk voor het handelen van de (para)medicus. Naast methodisch werken is het ook belangrijk om de gegevens vanuit het diagnostisch proces en vanuit het therapeutisch proces/behandelingsproces gestructureerd en eenduidig vast te leggen

W.K. Visser (✉)
Leids Universitair Medisch Centrum, Leiden, The Netherlands

S. Runia
Universitair Medisch Centrum Utrecht, Utrecht, The Netherlands

J. Tiebie
Dieet Compleet, Hoorn, The Netherlands

Y.F. Heerkens
Nederlands Paramedisch Instituut, Amersfoort, en Hogeschool Arnhem en Nijmegen, Nijmegen, The Netherlands

© 2014 Bohn Stafleu van Loghum, onderdeel van Springer Media BV
M. Former (Red.), *Informatorium voor Voeding en Diëtetiek*,
DOI 10.1007/978-90-368-0713-5_2

in het behandeldossier. De Classificaties en Codelijsten voor de Diëtetiek (CCD) zijn hierbij een belangrijk hulpmiddel. Het formuleren van meetbare behandeldoelen en het inzetten van meetinstrumenten is noodzakelijk om de resultaten en de effectiviteit van de behandeling nauwkeuriger te bepalen.

In opdracht van de Nederlandse Vereniging van Diëtisten (NVD) ontwikkelde het Nederlands Paramedisch Instituut (NPi) in 1999 een eerste versie van een aantal Classificaties en Codelijsten voor de Diëtetiek. Hierbij was een groot aantal mensen en organisaties betrokken. Op deze manier ontstond landelijke consensus over de structuur van de classificaties en de gehanteerde terminologie, en een eenduidig begrippenkader voor de diëtetiek. De vier ontwikkelde classificaties en de negen codelijsten waren opgenomen in de map Classificaties en Codelijsten voor de Diëtetiek (Beens & Heerkens, 1999). Bovendien bevatte de map een uitgebreide handleiding voor het gebruik van de afzonderlijke classificaties en codelijsten. In 2003 zijn de classificaties en codelijsten in de map aangepast (Lie & Heerkens, 2003). In 2012 is een nieuwe versie verschenen van de ICF-diëtetiek (ICF staat voor International Classification of Functioning, Disability and Health) en zijn ook de andere classificaties aangepast. De nieuwste versies van de classificaties zijn niet meer opgenomen in een map, maar zijn – voor leden van de NVD – te vinden op de NVD-website http://www.nvdietist.nl.

2.2   Achterliggende begrippen

Zorgverleners gebruiken vaak verschillende termen om bijvoorbeeld een aandoening, een verrichting of een hulpmiddel aan te duiden. Zo blijken er tien medische termen te zijn waarmee een cardioloog een hartaanval kan registreren (Nictiz, 2012). Daarnaast gebruiken zorgverleners uiteenlopende afkortingen om snel (para) medische termen te benoemen. Bij het vastleggen van (para)medische gegevens in (elektronische) dossiers is het belangrijk dat ze begrijpelijk en gestructureerd worden vastgelegd. Hierbij kan gebruik worden gemaakt van 'terminologiestelsels'. De term terminologiestelsel refereert volgens de norm NEN 7522[1] (NEN, 2010) aan:

- *Codestelsels*: een codestelsel is een geordend geheel van een codeerschema, een gecodeerde verzameling en een codeverzameling.
- *Classificaties*: een classificatie is een uitputtende verzameling van wederzijds uitsluitende categorieën om gegevens op een voorgedefinieerd specialisatieniveau te kunnen aggregeren voor een specifiek doel.
- *Nomenclaturen*: een nomenclatuur is een verzameling van volgens voorgedefinieerde regels samengestelde termen of concepten.
- *Vocabulaires*: een vocabulaire is een verzameling van begrippen die zijn voorzien van een definitie.
- *Thesauri*: een thesaurus is een lijst van termen die zijn geordend, bijvoorbeeld alfabetisch of systematisch, en waarin begrippen kunnen worden beschreven door meer dan een (synonieme) term.

---

[1] De norm NEN 7522 geeft eisen voor het hanteren van terminologiestelsels in de Nederlandse gezondheidszorg. De eisen gaan in op de ontwikkeling, het gebruik, het beheer en het beleid rondom terminologiestelsels.

Tabel 2.1 Belangrijke terminologiestelsels voor de gezondheidszorg in het algemeen.

Classificaties voor ziekten / aandoeningen / syndromen	
ICD-10	International Statistical Classification of Diseases and related health problems (WHO, 1992) / Internationale Statistische Classificatie van Ziekten en met Gezondheid verband houdende Problemen (CSIZ, 1997)
ICPC-2-nl	International Classification of Primary Care; de classificatie voor de huis-artsgeneeskunde. Is veel beknopter dan de ICD-10 en bevat - naast ziekten – mogelijke redenen voor contact en verrichtingen van de huisarts (NHG, 2000)
DSM-IV	Diagnostic and Statistical Manual of Mental Disorders, Fourth edition (APA, 1994); een classificatie van psychiatrische ziektebeelden
Classificatie voor het beschrijven van het functioneren	
ICF	International Classification of Functioning, Disability and Health (WHO, 2001; RIVM, 2002)
ICF-CY	ICF for Children & Youth (WHO, 2007; RIVM, 2008); een afgeleide versie van de ICF voor kinderen en jeugdigen
Classificatie hulpmiddelen	
ICPM	International Classification of Procedures in Medicine (WHO, 1978); wordt niet meer onderhouden en zal worden vervangen door:
ICHI	International Classification of Health Interventions; er is een versie beschik-baar die wordt getest (zie voor recente informatie: http://www.who.int/classifications/ichi/en/)
CMSV	Classificatie Medisch Specialistische Verrichtingen (CBV, 2005); bevat zowel diagnostische verrichtingen, als therapeutische en preventieve verrichtingen
CVPB	Classificatie Verrichtingen Paramedische Beroepen; er zijn verschillende versies beschikbaar
Nomenclatuur	
SNOMED CT	Systematized Nomenclature of Medicine - Clinical Terms'. SNOMED CT is een medisch terminologiestelsel en bestaat uit een verzameling standaard ter-men met hun synoniemen, die in de directe patiëntenzorg gebruikt wordt voor de vastlegging van klachten, symptomen, omstandigheden, ziekteprocessen, interventies, diagnosen, resultaten en de besluitvorming. SNOMED CT wordt wereldwijd beschouwd als de meest veelomvattende, meertalige klinische ter-minologie voor de gezondheidszorg. Voor meer informatie zie: www.nictiz.nl

In Tabel 2.1 staat een aantal voor de gezondheidszorg belangrijke terminologiestel-sels. In par. 4 worden de in Nederland door voedingskundigen/diëtisten gebruikte classificaties en codelijsten besproken en in par. 5 komt de IDNT, de International Dietetics and Nutrition Terminology, aan bod.

2.3   Doel van eenduidig taalgebruik

Het gebruik van eenduidig taalgebruik beoogt ten eerste bij te dragen aan een landelijk, eenduidig taalgebruik en daardoor aan het scheppen van voorwaarden voor een betere communicatie, intra-, inter- en multidisciplinair, dus ook met de patiënten(organisaties), ziektekostenverzekeraars en beleidsmakers. Op deze manier worden randvoorwaarden gecreëerd voor onderlinge toetsing, wordt consensusvorming bevorderd, wordt een eenduidige verwijzing en verslaglegging mogelijk en wordt het mogelijk gegevens te verzamelen op verschillende plaatsen en tijden, zodat deze vergelijkbaar zijn en voor wetenschappelijk onderzoek gebruikt kunnen worden (bijv. epidemiologisch onderzoek en effectonderzoek/clinical trials).

Ten tweede beoogt het gebruik van eenduidig taalgebruik een (indirecte) bijdrage te leveren aan de kwaliteit van zorg: doeltreffendheid en deskundigheid (kwaliteitsaspecten van het methodisch-technisch handelen), informatiebereidheid en verantwoordingsbereidheid (kwaliteitsaspecten van de attitude) en continuïteit en doelmatigheid (kwaliteitsaspecten van de organisatie). Deze bijdrage is indirect, omdat terminologiestelsels worden gebruikt bij het ontwikkelen van de voor het kwaliteitsbeleid benodigde kwaliteitsinstrumenten, zoals registratiesystemen, richtlijnen of protocollen en meetinstrumenten.

2.4   Classificaties en codelijsten voor de diëtetiek in Nederland

Er zijn vier classificaties en negen codelijsten voor de diëtetiek ontwikkeld die in 2003 zijn verschenen (Lie & Heerkens, 2003). In 2010 is gestart met de herziening van een van de classificaties, de ICFdiëtetiek door diëtisten uit diverse werkvelden, zoals eerste lijn, academische en perifere ziekenhuizen, onderwijs en onderzoek. Het doel van de herziening was de ICF aan te passen aan nieuwe ontwikkelingen binnen de diëtetiek, waarbij bovendien gebruik werd gemaakt van ervaringen opgedaan bij het ontwikkelen van het EDD (Elektronisch Diëtetiek Dossier) in het Leids Universitair Medisch Centrum (LUMC) en het Universitair Medisch Centrum Utrecht (UMCUtrecht). Om ervoor te zorgen dat in de toekomst ook internationaal gegevens uitgewisseld kunnen worden, zijn ook ontwikkelingen binnen de internationale diëtetiek meegenomen, zoals de Amerikaanse IDNT (International Dietetics & Nutrition Terminology) (AND, 2012).

Na de ICF-diëtetiek zijn ook de Classificatie Medische Termen (CMT-diëtetiek), de Classificatie Verrichtingen (CV-diëtetiek), de Classificatie Hulpmiddelen (CH-diëtetiek) en de Codelijst Doelen voor de diëtetiek aangepast. Alle (aangepaste) classificaties en codelijsten staan sinds 2012 op de website van de NVD (www.nvdietist.nl).

De beschikbare classificaties voor de diëtetiek in Nederland zijn:

• Classificatie 'Medische' Termen voor de Diëtetiek (CMT-diëtetiek).
• Classificatie van het menselijk Functioneren voor de Diëtetiek (ICF-diëtetiek).
• Classificatie Verrichtingen voor de Diëtetiek (CV-diëtetiek).
• Classificatie Hulpmiddelen voor de Diëtetiek (CH-diëtetiek).

De beschikbare codelijsten voor de diëtetiek in Nederland zijn:

• Codelijst Doelen voor de Diëtetiek.
• Codelijst Medicamenten voor de Diëtetiek.
• Codelijst Leefvorm voor de Diëtetiek.
• Codelijst Woonsituatie voor de Diëtetiek.
• Codelijst Opleiding voor de Diëtetiek.
• Codelijst Zorg-/hulpverlener voor de Diëtetiek.

- Codelijst Lichamelijke Activiteit voor de Diëtetiek.
- Codelijst Reden afsluiting behandeling voor de Diëtetiek.
- Codelijst Productgroepen nevo-tabel.

Alle classificaties en codelijsten kunnen in het zorgproces gebruikt worden en voor de registratie van gegevens in het cliëntdossier. In Figuur 2.1 is per stap van het methodisch handelen aangegeven welke classificatie of codelijst gebruikt kan worden bij de verschillende gegevens binnen de stappen van het methodisch handelen (zie hoofdstuk 1 Methodisch handelen, Runia).

In de volgende paragrafen worden de classificaties en codelijsten afzonderlijk belicht. Er wordt beschreven op welke bestaande (internationale) classificaties ze zijn is gebaseerd, hoe de classificatie of codelijst eruitziet en wat de toepassingsmogelijkheden zijn. Voor het daadwerkelijk gebruik van de classificaties en codelijsten zijn de afzonderlijke Classificaties en Codelijsten voor de Diëtetiek (www.nvdietist.nl) noodzakelijk.

2.4.1   CMT-diëtetiek en de toepassing in de praktijk

De Classificatie 'Medische' Termen voor de Diëtetiek (CMT-diëtetiek) is gebaseerd op een aantal (internationale) classificaties. De belangrijkste is de Nederlandse vertaling van de ICD-10 (Internationale Statistische Classificatie van Ziekten en met Gezondheid verband houdende Problemen, tiende revisie) (CSIZ, 1997). Hier staan de voor de diëtist relevante ziekten en aandoeningen. Een willekeurig aantal voorbeelden hiervan is:

- ziekten van de slokdarm, waaronder oesofagitis, aandoeningen door gastro-oesofagale reflux en obstructie van de slokdarm;
- ziekten van darmen, waaronder de ziekte van Crohn, colitis ulcerosa en diverticulitis;
- stofwisselingsstoornissen van lipoproteïne en overige lipidemieën;
- diabetes mellitus;
- ziekten/aandoeningen van de nier en ureter, waaronder nierinsufficiëntie en urolithiasis.

Naast ziektebeelden worden in de CMT-diëtetiek klachten en problemen beschreven die qua aard niet direct onder een in de ICD-10 beschreven ziektebeeld past. Hiervoor is de International Classification of Primary Care (ICPC) – de versie IC-PC-2-nl – gebruikt (NHG, 2000). De ICPC is ontwikkeld voor huisartsen en deze bevat ook klachten (symptomen). Deze klachten zijn ingedeeld naar lokalisatie en naar duur en/of oorzaak en deze indeling is aan de CMT-diëtetiek toegevoegd omdat de verwijsdiagnose voor paramedici kan bestaan uit één of meer klachten. Voorbeelden hiervan zijn keelklachten en buikpijnklachten.

Ook staan psychosociale problemen en sociaal-maatschappelijke omstandigheden die onderdeel kunnen uitmaken van de verwijsgegevens van een arts, in de CMT-diëtetiek genoemd. Daarbij gaat het vooral om begrippen gerelateerd aan gezin, opleiding, werk en leefstijl. Deze problemen en omstandigheden kunnen ten grondslag liggen aan de aard van de aandoening/klachten/problemen waarmee de cliënt zich presenteert.

stappen methodisch handelen	gegevens	classificaties/codelijsten
aanmelding	verwijsdiagnose	CMT-diëtetiek
	medische diagnose	CMT-diëtetiek
	andere ziektebeelden/klachten (nevenpathologie)	CMT-diëtetiek
	onderzoeksgegevens	CMT-diëtetiek
	therapie/medische behandeling	CMT-diëtetiek
	medicatie	codelijst medicamenten
	verzoek verwijzer (om bepaald diagnostisch onderzoek of diëtistische zorg)	CV-diëtetiek
	andere hulpverleners	codelijst zorg-/hulpverlener
diëtistisch onderzoek	hulpvraag patiënt/cliënt	ICF-diëtetiek
	medische (voor)geschiedenis	CMT-diëtetiek
	leefvorm	codelijst leefvorm
	woonsituatie	codelijst woonsituatie
	opleiding	codelijst opleiding
	mate lichamelijke activiteit	codelijst lichamelijke activiteit
	door patiënt/cliënt gebruikte hulpmiddelen	CH-diëtetiek
	type onderzoek [1]	CV-diëtetiek
	hulpmiddelen bij onderzoek [1]	CH-diëtetiek
	bevindingen diëtist [2]	ICF-diëtetiek
diëtistische diagnose	medische diagnose	CMT-diëtetiek
	functies (stoornissen), activiteiten (beperkingen), participatie(problemen), persoonlijke factoren en externe factoren	ICF-diëtetiek
behandelplan / behandeling	behandeldoelen	codelijst doelen + ICF-diëtetiek
	voedings-/dieetvoorschrift	CH-diëtetiek
	verrichtingen [3]	CV-diëtetiek
	hulpmiddelen bij verrichtingen [4]	CH-diëtetiek
evaluatie	behaalde resultaten	ICF-diëtetiek
	behaalde behandeldoelen	codelijst doelen + ICF-diëtetiek
afsluiting	reden afsluiting behandeling	codelijst Reden afsluiting behandeling

[1] *deze gegevens worden als zodanig niet benoemd in doelmatiger POR (NVD, 1998). deze gegevens kunnen wel van belang zijn bij het vastleggen van het diëtistisch onderzoek in richtlijnen en protocollen, zodat duidelijk is welke type onderzoek en welke daarbij gebruikte hulpmiddelen bij een bepaalde verwijsdiagnose gehanteerd dienen te worden.*

[2] *bevindingen diëtist omvat de categorieën gegevens welke beschreven zijn in doelmatiger POR (NVD, 1998): klachten patiënt, probleembewustwording, voor- en nadelen van het probleem, barrières, meet- en weeggegevens, voedingstoestand, nutriëntenbehoefte, uitslag voedingsanamnese, eetgedrag, mogelijkheden t.a.v. voeding, eisen aan de voeding en kennis en inzicht in huidige voeding in relatie tot ziektebeeld/dieet. de bevindingen van de diëtist kunnen ook functies (stoornissen), anatomische eigenschappen, activiteiten (beperkingen), participatie (problemen) en positieve en negatieve externe en persoonlijke factoren zijn.*

[3] *hierbij gaat het om de activiteiten van de diëtist in de behandeling van de patiënt/cliënt die horen bij de categorieën gegevens die beschreven zijn in doelmatiger POR (NVD, 1998): begeleidingsduur/-frequentie, informatie aan patiënt/cliënt (mondeling/schriftelijk), gedragsbehoud en terugvalpreventie, contact en rapportage aan andere zorgverleners.*

[4] *hulpmiddelen bij verrichtingen omvat de categorieën gegevens die beschreven zijn in doelmatiger POR (NVD, 1998): schriftelijk informatie aan patiënt/cliënt en afspraken (bv. rond gebruik dieetproducten en dieetpreparaten).*

Figuur 2.1 Stappen methodisch handelen en te gebruiken classificaties en codelijsten.

Verder is gebruikgemaakt van de Classificatie Medisch Specialistische Verrichtingen (CMSV) (CVB, 2005) om medische behandelingen/verrichtingen die van invloed zijn op de diëtistische zorg, te kunnen klasseren. Codes in de CMT-diëtetiek die ontleend zijn aan de CMSV worden *voor zover mogelijk* gebruikt als aanvulling op een code uit een van de hoofdstukken waar de ziektebeelden/klachten/problemen staan, zodat de reden voor de verrichting duidelijk wordt. Hier kan gedacht worden aan medisch specialistische verrichten, zoals:

- harttransplantatie;
- RAST-test;
- hemodialyse;
- totale maagresectie;
- gastrostomie (PEG).

Ook voor psychiatrische zorg is een klasse opgenomen. De basisindeling van deze hoofdklasse is gebaseerd op de (concept) WHO-ICMHC, International Classification of Mental Health Care (De Jong, 1995).

Voor laboratoriumonderzoek is een hoofdklasse aan de CMT-diëtetiek toegevoegd, die gebaseerd op de Voorlopige WCC-Standaard radiodiagnostische en nucleairgeneeskundig diagnostische verrichtingen (WCC, 1990).

Toepassing CMT-diëtetiek

Termen uit de CMT-diëtetiek worden gebruikt om de volgende gegevens vast te leggen: de verwijsdiagnose, de medische diagnose, andere ziektebeelden/klachten (nevenpathologie), medische onderzoeksgegevens en medische behandeling (zie in Figuur 2.1 Aanmelding en de medische (voor)geschiedenis in Diëtistisch onderzoek). Veelal wordt in diëtetiek-informatiesystemen/elektronisch patiëntendossiers voor de diëtetiek een selectie van ziektebeelden, klachten en medische verrichtingen opgenomen om het zoeken naar de juiste omschrijving te vergemakkelijken. Deze selectie is in de meeste gevallen afhankelijk van de verwijsdiagnoses die bij de betreffende diëtetiekorganisatie voorkomen. De bijbehorende codes zijn achter de schermen ingevoerd en zijn nuttig voor het gebruik in databanken, zodat managementsrapportages en overzichten van gegevens ten behoeve van onderzoek gemakkelijk gegenereerd kunnen worden.

2.4.2   *ICF-diëtetiek en de toepassing in de praktijk*

De International Classification of Functioning, Disability and Health voor de Diëtetiek (ICF-diëtetiek) is in 2003 gepubliceerd (Lie & Heerkens, 2003) en in 2012 is de herziene versie uitgebracht (http://www.nvdietist.nl). De ICF-diëtetiek versie 2012 is gebaseerd op de ICF zelf (WHO, 2001; RIVM, 2002) en op de ICF-CY, de ICF for children and youth (WHO, 2007; RIVM, 2008). Bij de herziening is ook gebruikgemaakt van de ICF-huidtherapie (NVH, 2007), de ICF-logopedie (NVLF, 2009), de indeling persoonlijke factoren van Elisabeth Badley (powerpointpresentatie, 2008) en de deskundigheid van een groep werkzaam in het veld van de diëtetiek (diëtisten in eerste en tweedelijn en onderzoek, opleidingen Diëtetiek).

De ICF is een beschrijvende classificatie. Met de ICF-diëtetiek kan het functioneren van een persoon in kaart worden gebracht. Hierbij zijn drie perspectieven te onderscheiden:

1. Het perspectief van de mens als organisme.
Hiertoe behoren fysiologische en mentale functies en anatomische eigenschappen. Problemen op het terrein van functies en anatomische eigenschappen worden aangeduid als 'stoornissen'. In de ICF-diëtetiek is een lijst opgenomen met functies en een lijst met anatomische eigenschappen.

2. Het perspectief van het menselijk handelen.
Hiertoe behoren de activiteiten van het individu. Activiteiten kunnen variëren van relatief eenvoudig tot uitermate complex. Problemen op dit niveau worden aangeduid als 'beperkingen'.

3. Het perspectief van de deelname aan het maatschappelijk leven.
Dit is het niveau van participatie in de maatschappij en problemen op dit gebied worden aangeduid als 'participatieproblemen'.

Behalve deze drie perspectieven zijn er nog twee groepen factoren die het menselijk functioneren (bij een bepaalde ziekte / aandoening) kunnen beïnvloeden.

Externe factoren.
Hieronder wordt verstaan de fysieke en sociale omgeving waarin mensen leven. De factoren bevinden zich buiten het individu. Ze kunnen een positieve (ondersteunende) of negatieve (belemmerende) invloed hebben op het menselijk functioneren.

Persoonlijke factoren.
Die hebben te maken met de individuele achtergrond van het leven van een persoon en kunnen een rol spelen bij het krijgen van problemen in het functioneren, op elk niveau. Ook persoonlijke factoren kunnen een positieve of negatieve invloed hebben op het menselijk functioneren.

In Figuur 2.2 is zichtbaar gemaakt hoe de verschillende items elkaar beïnvloeden.

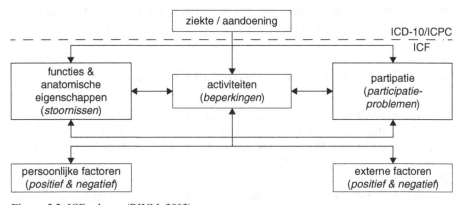

Figuur 2.2 ICF-schema (RIVM, 2002).

---

b5251   fecale consistentie

de consistentie van feces zoals hard, stevig, zacht of waterig.

b5251.x01 dunne feces

feces zonder structuur

inclusie   zoals bij diarree

b5251.x05 waterdunne feces

volkomen vloeibare feces

inclusie   waterige feces; zoals bij diarree

b5251.x10 brijige feces

zachte tot zeer zachte feces met onduidelijke contouren

b5251.x15 harde feces

b5251.x20 keutelige feces

b5251.x200 feces met aparte harde keutels

b5251.x201 feces met samengekleefde keutels

b5251.x25 worstvormige feces

b5251.x250 worstvormige feces, brokkelig van structuur

b5251.x251 worstvormige feces, zacht en glad van structuur

b5251.x30 lintvormige feces

b5251.x35 wisselende consistentie

inclusie   zoals bij paradoxale diarree

Figuur 2.3   Voorbeeld klasse fecale consistentie uit ICF-diëtetiek (http://www.nvdietist.nl).

Uit de ICF/ICF-CY zijn alle items weggelaten die voor diëtisten niet relevant zijn. Waar nodig is een verdere detaillering of extra klasse toegevoegd met voor de diëtetiek relevante items (deze zijn rood gedrukt). De classificatie beslaat bijna tweehonderd pagina's en bevat verschillende lijsten. De voorbeelden geven een indruk van wat er in de classificatie staat.

* *Functies,* zoals:

  – mentale functies (bijv. eetlust en depressief voelen);
  – sensorische functies en pijn (bijv. smaak en mondgevoeligheid);
  – functies van hart en bloedvaten (bijv. bloeddruk en hartfuncties);
  – functies van het spijsverteringsstelsel (bijv. kauwen, slikken, vertering (onderverdeeld in transport voedsel door maag en darmen, afbraak, absorptie en voedseltolerantie), defecatie (waaronder fecale consistentie, Figuur 2.3), gewichtsverlies, groei, voedingstoestand).

* *Anatomische eigenschappen,* zoals: volledige of gedeeltelijke afwezigheid van de tong, doorgankelijkheid van de slokdarm, volledige of gedeeltelijkee afwe-

zigheid van de maag, lengte van de dunne darm, doorgankelijkheid van de dikke darm, aanwezigheid van een colostoma of ileostoma.
- *Activiteiten,* zoals: lezen, kiezen van oplossingen, zorgen voor voeding en/of dieet in dagelijkse leefsituatie (waaronder de inname van energie en voedingsstoffen, en voeding volgens de Richtlijnen Goede Voeding), maaltijden samenstellen, maaltijden bereiden, variëren binnen het dieet, rekenen met energie en voedingsstoffen, lichamelijke activiteit en mobiliteit, zichzelf kunnen aankleden, kunnen eten (eten klaar kunnen maken, eten naar mond kunnen brengen ed.).
- *Participatie,* zoals: participatie in beroep en werk.
- *Externe factoren,* zoals: verkrijgbaarheid van voedsel, ondersteuning en relaties, en thuissituatie.
- *Persoonlijke factoren,* zoals: roken, alcoholgebruik, voedingsgewoonten (waaronder onregelmatig eetpatroon, voedselvoorkeuren, voedingsgewoonten voortkomend uit geloofsovertuiging), kennis rond ziekte en functioneren en taalbeheersing.

Toepassing ICF-diëtetiek
Termen uit de ICF-diëtetiek kunnen worden gebruikt voor het vastleggen van:

- De hulpvraag van de cliënt (zie Diëtistisch onderzoek in Figuur 2.1);
- Bevindingen van de diëtist, zoals meet- en weeggegevens, klachten en voedingsanamnestische gegevens (zie Diëtistisch onderzoek in Figuur 2.1);
- De diëtistische diagnose (zie Diëtistische diagnose in Figuur 2.1, zie ook par. 6.3 in hoofdstuk 1.
- De behandeldoelen bij de dieetbehandeling (zie Behandelplan en behandeling in Figuur 2.1, zie ook par. 6.4 in hoofdstuk 1);
- De resultaten van de behandeling (zie Afsluiting in Figuur 2.1).

De ICF-diëtetiek is dus van belang voor het beschrijven van het functioneren van de cliënt. Als bijvoorbeeld bij een cliënt alleen beschreven wordt dat deze 'insulineafhankelijke diabetes mellitus' heeft, wordt niet duidelijk welke individuele problemen deze cliënt heeft waarop de diëtistische interventie van invloed kan zijn. Van een dieetinterventie zal de insulineafhankelijke diabetes mellitus niet verdwijnen; wel kan de dieetbehandeling toegevoegde waarde hebben op het functioneren en op persoonlijke en externe factoren, zoals het lichaamsgewicht, de kennis omtrent koolhydraten in relatie tot voeding en lichamelijke activiteiten, de bloedglucosewaarden en de bloedlipidenwaarden. Deze termen staan in de ICF-diëtetiek en kunnen dus gebruikt worden om de gezondheidstoestand van de cliënt in kaart te brengen (diëtistisch onderzoek), de diëtistische diagnose op te stellen en de dieetbehandeldoelen te formuleren. Bij evaluatie van de dieetbehandeldoelen kunnen eveneens de termen uit de ICF-diëtetiek gebruikt worden.

De ICF-diëtetiek kan, evenals de andere classificaties en codelijsten voor de dietetiek, gebruikt worden om informatiesystemen/elektronische dossiers voor diëtetiek in te richten (Maij & Visser, 2002). De ICF dient dan als 'woordenboek' voor verschillende antwoordmogelijkheden bij categorieën gegevens die vastgelegd dienen te worden. De codes die bij de begrippen in de ICF-diëtetiek horen, worden

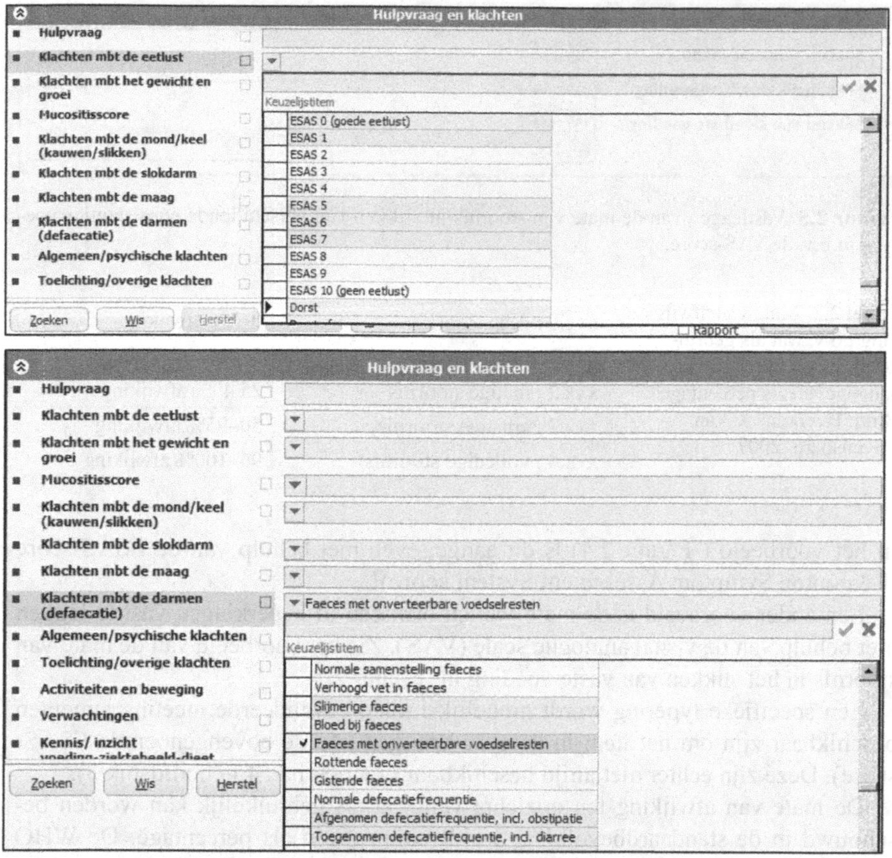

Figuur 2.4 Twee voorbeelden van toepassing ICF-diëtetiek bij diëtetiekverslaglegging in het EPD (voorbeeld uit EZIS van de firma Chipsoft, in gebruik bij het LUMC en UMCUtrecht).

enkel op de achtergrond gebruikt bij dataverzameling voor managementrapporten of onderzoek.

Inmiddels zijn verschillende informatiesystemen voor de diëtetiek op de markt, zowel voor de eerste- als de tweedelijndiëtetiek. Voor de tweede lijn is de tendens dat diëtetiekverslaglegging in het elektronisch patiëntendossier (EPD) geïntegreerd is. Twee voorbeelden van de toepassing van de ICF-diëtetiek in informatiesystemen/elektronische dossiers voor de diëtetiek staan in Figuur 2.4. Het gaat daarbij om het vastleggen van de diëtistische klachtenanamnese in het elektronisch patiëntendossier (EPD) van het LUMC en het UMC Utrecht.

De ICF-diëtetiek benoemt de termen in neutrale vorm. Dat wil zeggen dat er nog geen oordeel over gegeven wordt in welke mate de functie gestoord is of de activiteit beperkt is. Er staat bijvoorbeeld de term 'eetlust', waarbij dan een extra code kan worden toegevoegd om de mate waarin de eetlust gestoord is, aan te geven.

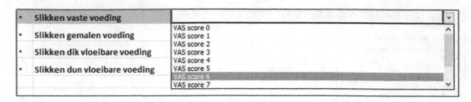

Figuur 2.5 Vastleggen van de mate van stoornis in slikken van verschillende consistenties voeding m.b.v. de VAS-score.

Tabel 2.2	Mate van afwijking t.o.v. wat als gebruikelijk wordt beschouwd, aangegeven als percentage. Bron: Heerkens & Van Ravensberg, 2007		
	xxx.0 : geen stoornis	0–4% afwijking	
	xxx.1 : lichte stoornis	5–24% afwijking	
	xxx.2 : matige stoornis	25 49% afwijking	
	xxx.3 : ernstige stoornis	50–95% afwijking	
	xxx.4 : volledige stoornis	96–100% afwijking	

In het voorbeeld (Figuur 2.4) is dit aangegeven met behulp van de ESAS-score (Edmonton Symptom Assessment System score)[2].

Een ander voorbeeld is de mate van stoornissen of beperkingen vast te leggen met behulp van de visual analogue scale (VAS). Zie het voorbeeld van de mate van stoornis in het slikken van vaste voeding in Figuur 2.5.

Een specifieke typering wordt mogelijk indien gevalideerde meetinstrumenten beschikbaar zijn om het item in kaart te brengen (zie de bovengenoemde ESAS-score). Deze zijn echter niet altijd beschikbaar (zie ook par. 4 in hoofdstuk 3).

De mate van afwijking ten opzichte van wat als gebruikelijk kan worden beschouwd in de standaardbevolking, wordt aangegeven als percentage. De WHO geeft daarvoor in de ICF/ICF-CY als aanwijzing om de volgende indeling en codering aan te houden (Tabel 2.2).

Voor een groot deel van de in de ICF opgenomen items/begrippen ontbreken vooralsnog algemeen geaccepteerde normwaarden. Zolang die normwaarden niet beschikbaar zijn, zullen gebruikers – noodgedwongen – uitgaan van hun eigen, dus subjectieve referentiekader (Heerkens & Van Ravensberg, 2007).

2.4.3   CV-diëtetiek en de toepassing in de praktijk

Bij de ontwikkeling van de Classificatie Verrichtingen voor de Diëtetiek (CV-diëtetiek) in 2003 is gekozen voor een op de diëtetiek toegesneden indeling waar-

---

[2] "ESAS (Edmonton Symptom Assessment System) is a validated tool developed in Canada. It uses a set of simple visual analogue scales to track patient symptoms over time. It is validated in a range of clinical settings, and has also been used as a research tool in studies where monitoring of palliative care patients' symptoms are required." (Chang et al., 2000)

bij, waar mogelijk, gebruik is gemaakt van hoofdstukken en termen afkomstig uit de Voorlopige Classificatie Verrichtingen Paramedische Beroepen (CVPB) (WCC, 1995). In 2012 is deze classificatie herzien door praktijkervaringen uit het veld te verwerken. In de CV-diëtetiek zijn naast direct patiëntgebonden handelingen ook een aantal indirecte handelingen, waaronder niet direct patiëntgebonden handelingen en ondersteunende handelingen, opgenomen.

Er is in de classificatie een onderscheid gemaakt tussen:

- direct patiëntgebonden handelingen (per definitie verrichtingen genoemd);
- indirecte handelingen:

  - indirect patiëntgebonden handelingen;
  - ondersteunende handelingen.

Er is vaak discussie over waar nu precies de grens ligt tussen direct en indirect patiëntgebonden handelen. Bijvoorbeeld voor de (tijds)registratie van het diëtistisch handelen is het van belang hierin een scheiding aan te brengen.

Direct patiëntgebonden handelingen
Dit betreft het directe contact van de diëtist met de cliënt (naamsgebonden) gedurende het proces van diëtistische zorgverlening. Indien een naaste fungeert als vertegenwoordiger van de cliënt, valt dit onder direct patiëntgebonden handelen. Dit handelen wordt 'verrichting' genoemd. Voorbeeld: bij een cliënt met dementie, die niet meer in staat is tot een gesprek waarin de boodschap wordt begrepen, kan een familielid dit gesprek voeren, alsof dit familielid de cliënt is. Een voedingsanamnese afgenomen bij deze naaste valt onder direct patiëntgebonden handelen.

Indirecte handelingen
De klasse indirecte handelingen omvat indirect patiëntgebonden handelingen en ondersteunende handelingen.

Indirect patiëntgebonden handelingen zijn activiteiten die weliswaar gericht zijn op een specifieke cliënt (naamsgebonden), maar waarbij de cliënt niet aanwezig is. Voorbeelden van indirect handelen zijn overleg met een arts over een bepaalde cliënt, het voor een cliënt aanvragen van een machtiging voor dieetpreparaten, het maken en vervaardigen van hulpmiddelen, zoals het maken van een voedings-/dieetvoorschrift, en het registreren in het patiëntendossier. Activiteiten gericht op de naaste(n) van de cliënt, waarbij de naaste niet de cliënt vertegenwoordigt, vallen ook onder indirect patiëntgebonden handelen. Zo valt overleg met een partner over de problemen die hij ondervindt met het verzorgen van zijn zieke partner, onder indirect handelen. Indien de voedingsanamnese van de cliënt met dementie uit het eerste voorbeeld wordt afgenomen bij een voedingsassistent of verpleegkundige, dan valt dit ook onder indirect patiëntgebonden handelen.

Ondersteunende handelingen zijn handelingen die door de diëtist worden uitgevoerd ten behoeve van de praktijk (bijv. management, PR), het begeleiden van stagiair(e)s, het uitvoeren van en publiceren over praktijkgericht onderzoek, het ontwikkelen van het beroep (geven van scholing, deelname aan commissies) en het ontwikkelen van jezelf (volgen van scholing).

In de CV-diëtetiek staan termen waarmee het handelen van de diëtist (zie ook par. 6.4 in hoofdstuk 1) beschreven kan worden, bijvoorbeeld:

- het verzoek van de verwijzer om een bepaald(e) diagnostisch onderzoek of diëtistische zorg (zie Aanmelding in Figuur 2.1). Voorbeelden zijn: meten en beoordelen van de voedingstoestand, diagnostische voedingsanamnese t.b.v. diagnosticeren van voedselovergevoeligheid, dieetbehandeling.
- het meten en beoordelen van de cliënt tijdens het diëtistisch onderzoek (zie Diëtistisch onderzoek in Figuur 2.1). Voorbeelden hiervan zijn: afnemen algemene van een anamnese, afnemen van vragenlijsten (bijv. 'Nederlandse Vragenlijst Eetgedrag' (NVE)), afnemen van een voedingsanamnese volgens de dietary history/methode met (cross)check, het observeren van voedingsgedrag, het meten van lichaamsgewicht, lichaamslengte en andere lichaamsmaten (bijv. tailleomtrek, schedelomtrek), het meten van spierkracht, het meten van indirecte calorimetrie en het berekenen en beoordelen van voeding samen met de cliënt.
- de geplande en de uitgevoerde verrichtingen bij de behandeling (zie Behandelplan/behandeling in Figuur 2.1). Hieronder vallen bijvoorbeeld het maken van het behandelplan, het informeren en adviseren (voorlichting), het geven van schriftelijke uitleg en instructie, het geven van feedback, het bieden van steun en het oefenen van vaardigheden (bijv. berekenen van hoeveelheid koolhydraten in de voeding en insulinedosering daarop afstemmen).

De CV-diëtetiek is te gebruiken voor registratiesystemen voor de diëtetiek. Te denken valt aan tijdregistratiesystemen om directe en indirecte patiëntenzorg te kunnen onderscheiden.

2.4.4 CH- diëtetiek en de toepassing in de praktijk

Bij de ontwikkeling van de Classificatie Hulpmiddelen voor de Diëtetiek (CHdiëtetiek) in 2003 is gebruikgemaakt van de Voorlopige Classificatie Hulpmiddelen voor paramedische beroepen (Van den Heuvel e.a., 1996), die is gebaseerd op een internationale standaardclassificatie, de ISO 9999. In 2012 is ook deze classificatie herzien door praktijkervaringen en nieuwe ontwikkelingen (bijv. screeningsinstrumenten ondervoeding, vragenlijsten en moderne instructiematerialen (bijv. websites en apps) uit het veld te verwerken en door gebruik te maken van de vertaling van de nieuwe versie van de ISO 9999 (ISO, 2011; NEN, 2011).

In de CH-diëtetiek staan zowel de hulpmiddelen die de cliënt gebruikt als de hulpmiddelen die de diëtist gebruikt. Voorbeelden van hulpmiddelen die de cliënt gebruikt zijn:

- orthesen en prothesen, zoals gebitsprothesen;
- hulpmiddelen bij mobiliteit, zoals rollator en wandelstok;
- hulpmiddelen bij het bereiden en klaarmaken van maaltijden en bij het eten en drinken. Zie ook de voorbeelden in par. 6.4 in hoofdstuk 1 Behandelplan en behandeling.

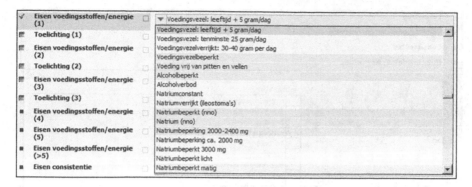

Figuur 2.6 Voorbeeld van het gebruik van de CH-diëtetiek bij het vastleggen van het voedings-/ dieetvoorschrift in het EPD (voorbeeld uit EZIS van de firma Chipsoft, in gebruik bij het LUMC en UMC Utrecht).

De CH-diëtetiek kan ook gebruikt worden voor de hulpmiddelen die de diëtist bij de dieetbehandeling inzet. Ook hiervan zijn in par. 6.4 in hoofdstuk 1 voorbeelden genoemd.

De CH-diëtetiek bevat daarnaast een aantal klassen over voedingsstoffen, energie, voedingsmiddelen en ingrediënten, voedingsgewoonten en voeding-/dieetondersteunde hulpmiddelen, zoals dieetpreparaten. Deze klassen zijn een opsomming van energie, alle macronutriënten, die weer onderverdeeld zijn in verschillende soorten eiwitten en aminozuren, mono-, di- en polysachariden, verschillende soorten vet en vetzuren, en alle micronutriënten (vitamines, mineralen en spoorelementen). Dit levert termen op voor de formulering van het voedings- en dieetvoorschrift. De verschillende voedingstoffen, micronutriënten enzovoort kunnen daarvoor gecombineerd worden met een extra code voor termen als verrijkt, beperkt, vrij, constant en gesubstitueerd.

Figuur 2.6 is een voorbeeld van het gebruik van de CH-diëtetiek in een elektronisch patiëntendossier voor de diëtetiek bij het registreren van het voedings-/ dieetvoorschrift ofwel de eisen aan energie- en voedingsstoffen.

De CH-diëtetiek wordt gebruikt bij verschillende stappen in het methodisch handelen.

• Bij het diëtistisch onderzoek (zie diëtistisch onderzoek in Figuur 2.1) kan deze classificatie gebruikt worden bij het beschrijven van de huishoudelijke hulpmiddelen die de cliënt bij het bereiden en consumeren van voeding gebruikt, de voedingsgewoonten en voeding-/dieetondersteunende hulpmiddelen, zoals dieetpreparaten. Een voorbeeld hiervan is in Figuur 2.7 te zien waar bij de voedingsanamnese in het elektronisch diëtetiekdossier vastgelegd kan worden welke hulpmiddelen bij voeding worden gebruikt. Ook kunnen in het diëtistisch onderzoek andere hulpmiddelen die de cliënt gebruikt, worden beschreven, denk aan gebitsprothese en scootmobiel.

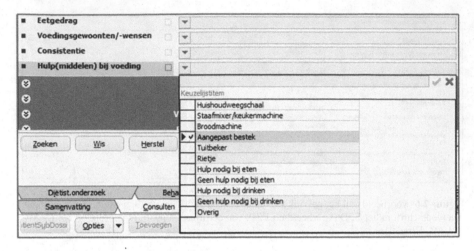

Figuur 2.7 Voorbeeld van het gebruik van de CH-diëtetiek bij het vastleggen van hulpmiddelen bij voeding in het EPD (voorbeeld uit EZIS van de firma Chipsoft, in gebruik bij het LUMC en UMC Utrecht).

- Ook kan in het diëtistische onderzoek de CH-diëtetiek gebruikt worden bij het beschrijven van de door de diëtist gebruikte meetinstrumenten (bijv. weegschalen, vocht- en voedingslijsten, vragenlijsten) en de daarbij behorende referentietabellen en de hulpmiddelen bij het beoordelen en analyseren (bijv. Voedingsnormen Gezondheidsraad, Groeidiagrammen). Zie ook H. 63 voor het gebruik van meetinstrumenten. Afgesproken is om voor de conclusie van de voedingsanamnese termen uit de ICF-diëtetiek te gebruiken, welke dan weer gecombineerd kunnen worden met de termen uit de CH-diëtetiek.
- Bij het behandelplan en behandeling (zie Behandelplan/behandeling in Figuur 2.1) kunnen termen uit de CH-diëtetiek niet alleen gebruikt worden bij het voedings-/dieetvoorschrift (zie ook Figuur 2.1) en de daarbij te gebruiken verrijkte voedingsmiddelen, dieetproducten, dieetpreparaten en vitamine-, mineralen- en spoorelementensupplementen, maar ook bij hulpmiddelen als voedingssondes en katheters voor toediening van parenterale voeding. De klasse over de voedingssondes in de CH-diëtetiek is in Figuur 2.8 te zien.

Het gaat in de CH-diëtetiek uitsluitend om de hulpmiddelen die ingezet worden; het gaat daarbij niet om het *gebruik* van het hulpmiddel. Dat is namelijk de verrichting die met de CV-diëtetiek beschreven kan worden. In de CV-diëtetiek wordt dan ook veelvuldig verwezen naar de CH-diëtetiek om het gebruikte hulpmiddel te beschrijven. In de CV-diëtetiek staat bijvoorbeeld de verrichting 'afnemen van voedingsanamnese' en in de CH-diëtetiek het daarbij gebuikte eetdagboek of de vocht- en voedingslijst.

```
d.6 voedingssondes en accessoires
    d.60  voedingssonde [15.09.30]
        d.600  neus/maagsondes
        d.601  neus/duodenumsondes
        d.602  naaldjejunumcatheters
        d.603  PEG (percutane endoscopische gastrostomie)
        d.604  PEJ (percutane endoscopische jejunostomie)
        d.608  voedingssonde, anders gespecificeerd
        d.609  voedingssonde, niet gespecificeerd
        voor de klasse d.60
        1e extra code voor materiaal sonde:
        0       PVC (polyvinylchloride)
        1       polyurethaan
        8       materiaal, anders gespecificeerd
        9       materiaal, niet gespecificeerd
        2e extra code voor dikte sonde:
        0       charrière 4
        1       charrière 6
        2       charrière 8
        3       charrière 10
        4       charrière 12
        5       charrière 14
        6       charrière 16
        8       dikte sonde, anders gespecificeerd
        9       dikte sonde, niet gespecificeerd
```

Figuur 2.8 Klasse D.60 Voedingssondes, deel uit CH-diëtetiek (http://www.nvdietist.nl).

2.4.5   Codelijst Doelen en de toepassing in de praktijk

De codelijst Doelen is een raamwerk van behandeldoelen waaraan termen uit andere classificaties kunnen worden toegevoegd. Hiervoor is gekozen omdat het aantal doelen oneindig is (verlagen van bloeddruk, verlagen van gewicht, enz.) en het dus ondoenlijk is om alle behandeldoelen in een codelijst te vatten. Dit is ook de reden waarom er geen kwantitatieve doelen in de codelijst zijn opgenomen. Dus het doel '10 kg gewichtsverlies' is niet terug te vinden. Wel kan men 'verlagen lichaamsgewicht' (therapeutisch doel met de term 'lichaamsgewicht' uit de ICF-diëtetiek) als doel formuleren. Naast het doel, geformuleerd met de Codelijst Doelen en de ICF-diëtetiek, dient wel vermeld te worden met hoeveel kilogram het lichaamsgewicht moet afnemen en in welke tijdspanne dit plaats moet vinden (SMART). Zie ook par. 6.4 in hoofdstuk 1.

Deze codelijst is in 2003 ontwikkeld (Lie & Heerkens, 2003) en in 2012 herzien (http://www.nvdietist.nl).

De Codelijst Doelen voor de Diëtetiek is opgebouwd uit patiëntgebonden doelen en groepsdoelen. Patiëntgebonden (cliëntgebonden) doelen zijn gericht op het in kaart brengen van de gezondheidsproblemen van de cliënt of zijn direct of indirect gericht op het teweegbrengen van een bepaalde gewenste verandering bij individuele cliënten. Groepsdoelen zijn gericht op het in kaart brengen of optimaliseren van groepsprocessen of groepseigenschappen en niet op de gezondheid van de verschillende individuen.

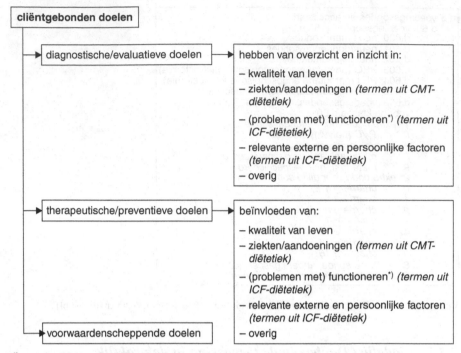

*) met (problemen met) functioneren worden functies, anatomische eigenschappen, activiteiten en participatie bedoeld.

Figuur 2.9 Een gedeelte van de cliëntgebonden doelen in Codelijst Doelen voor de Diëtetiek (http://www.nvdietist.nl).

Omdat cliëntgebonden doelen het vaakst voorkomen, wordt deze indeling hier besproken. Deze doelen zijn onder te verdelen in diagnostische/evaluatieve, therapeutische/preventieve en voorwaardenscheppende doelen. Dit is te zien in Figuur 2.9, waarbij alleen de diagnostische/evaluatieve doelen en therapeutisch/preventieve doelen één niveau dieper zijn uitgewerkt. Bij diagnostische/evaluatieve doelen gaat het om het hebben van overzicht en inzicht. Bij therapeutische/preventieve doelen gaat het om het beïnvloeden van één of meerdere facetten van de gezondheidstoestand van de cliënt.

Toepassing Codelijst Doelen voor de Diëtetiek
De Codelijst Doelen kan gebruikt worden bij het formuleren van hoofddoelen en subdoelen (zoals ze worden opgenomen in het behandelplan). Ook kan de lijst gebruikt worden bij het beschrijven van multidisciplinaire en diëtistische behandeldoelen in richtlijnen, protocollen en zorgpaden. De Codelijst Doelen geeft 'beginwoorden' om een behandeldoel met betrekking tot het functioneren van een cliënt (functies, anatomische eigenschappen, activiteiten en participatie) te beschrijven. Het gaat om:

• Voorkomen van…

- Handhaven van...
- Verbeteren van...
- Normaliseren van...
- Beïnvloeden van...

Ook geeft de codelijst beginwoorden voor doelen met betrekking tot de invloed op externe en persoonlijke factoren, namelijk:

- Voorkomen van het ontstaan van...
- Handhaven van de invloed van...
- Vergroten van de invloed van...
- Verkleiner (of laten verdwijnen) van de invloed van...
- Beïnvloeden van de invloed van...

Bij cliëntgebonden therapeutische doelen zijn ook doelen wat betreft tot het (aan) leren van kennis en vaardigheden met betrekking tot de gezondheidstoestand. Deze doelen gaan over het begrijpen/kennis vermeerderen, willen, kunnen, doen en blijven doen. Ook deze doelen kunnen weer gekoppeld worden aan termen in de ICF-diëtetiek en indien nodig de CH-diëtetiek. Codes/termen uit de CH-diëtetiek worden aan de ICF-code toegevoegd, indien de ICF-diëtetiek bij de klasse verwijst naar de CH-diëtetiek.

Enkele voorbeelden van omschrijvingen van doelen met termen uit de Codelijst Doelen en de ICF-diëtetiek:

- Verbeteren van de groeicurve gewicht/leeftijd (term 'verbeteren van' uit Codelijst Doelen + term 'groeicurve gewicht/leeftijd' uit ICF-diëtetiek).
- Normaliseren defecatiefrequentie (term 'normaliseren' uit de Codelijst Doelen + term 'defecatiefrequentie' uit ICF-diëtetiek).
- Verbeteren van voeding volgens RGV (term 'verbeteren' uit de Codelijst Doelen + term 'voeding volgens RGV' uit ICF-diëtetiek).
- Verbeteren van het zorgdragen van het dieet m.b.t. eiwit (term 'verbeteren' uit de Codelijst Doelen + term 'zorgdragen voor dieet' uit ICF-diëtetiek + term ' eiwit' uit de CH-diëtetiek).
- Voorkomen van te hoog gewicht (term 'voorkomen' uit de Codelijst Doelen + term 'te hoog gewicht' uit ICF-diëtetiek).
- Vergroten van de ondersteunde invloed van ouders (term 'vergroten van de invloed van' uit de Codelijst Doelen + term 'ondersteuning van naaste/ouders' uit ICF-diëtetiek).
- Verkleinen (of laten verdwijnen) van de invloed van de voorkeur voor zoet (term 'verkleinen (of laten verdwijnen) van de invloed van' uit de Codelijst Doelen + term 'voorkeur voor zoet' uit ICF-diëtetiek).

Doelen kunnen met behulp van de Codelijst Doelen en de classificaties voor de diëtetiek eenduidig en specifiek omschreven worden. Daarnaast dienen ze ook meetbaar, acceptabel, realistisch en tijdgebonden geformuleerd te worden, zoals in par. 6.4 in hoofdstuk 1 beschreven is.

Een uitwerking van de Codelijst Doelen gekoppeld aan ICF-codes is door de NVD uitgewerkt voor de meest voorkomende behandeldoelen in de diëtetiek. Deze uitgewerkte codelijst behandeldoelen voor de diëtetiek is voor softwareleveranciers bij de NVD verkrijgbaar om in software/elektronisch patiëntendossiers te implementeren.

2.4.6   Overige codelijsten en de toepassing in de praktijk

Naast de vier genoemde classificaties en de Codelijst Doelen is een aantal andere codelijsten ontwikkeld:

- *Codelijst Medicamenten voor de Diëtetiek* (Lie & Heerkens, 2003): deze codelijst bevat een lijst met medicijnen. De indeling is overgenomen uit het *Farmacotherapeutisch Kompas*. Uit deze indeling is een selectie voor de diëtetiek gemaakt. De indeling van 'voeding voor veneuze toediening' uit het Farmacotherapeutisch Kompas is niet in deze codelijst opgenomen, omdat deze al was opgenomen in de Classificatie Hulpmiddelen voor de Diëtetiek, evenals vitamines, mineralen en spoorelementen als zelfzorgmiddelen. Vitaminen, mineralen en spoorelementen die uitsluitend op recept verkrijgbaar zijn, zijn opgenomen in de Codelijst Medicamenten voor de Diëtetiek.
- Aanvullende codelijsten voor de diëtetiek (Lie & Heerkens, 2003):

  - *Codelijst Leefvorm*, die gebruikt kan worden om de leefvorm van de cliënt, zoals alleen levend, samenlevend of begeleid wonen, vast te leggen en het al dan niet aanwezig zijn van hulpbiedende personen of het al dan niet aanwezig zijn van hulpvragende personen.
  - *Codelijst Woonsituatie*, die te gebruiken is om de reguliere, huidige en gewenste woonsituatie van de cliënt te kunnen vastleggen. Ook kan gecodeerd worden of de woonsituatie al dan niet is aangepast qua bereikbaarheid, toegankelijkheid en bruikbaarheid.
  - *Codelijst Opleiding*, waarmee het opleidingsniveau en de genoten opleiding(en) van de cliënt en ouder(s) gecodeerd kunnen worden, evenals de opleiding die men momenteel volgt of die gewenst is.
  - *Codelijst Zorg-/hulpverlener*, waarmee het soort verwijzer en andere zorg- en hulpverleners die momenteel bij de cliënt betrokken zijn of in het verleden betrokken waren, kunnen worden vastgelegd.
  - *Codelijst Lichamelijke Activiteit*, waarin twee mogelijkheden benoemd worden om lichamelijke activiteit te coderen (o.a. PAL-waarde ('physical activity level'); hierbij is aangetekend dat er geen eenvoudige indeling voorhanden was die de totale hoeveelheid lichamelijke activiteit uitdrukt (zowel algemene dagelijkse lichamelijke activiteit als sport).
  - *Codelijst Reden afsluiting behandeling*, waarmee de reden van stoppen van de dieetbehandeling vanuit het perspectief van de cliënt, de diëtist en de verwijzer geregistreerd kan worden. Deze codelijst wordt al veelvuldig toegepast in software voor de diëtetiekpraktijk.

– *Codelijst Productgroepen NEVO-tabel*, waarin alle productgroepen voedingsmiddelen, zoals brood, fruit, kaas, benoemd worden. Deze kunnen als aanvullende codes op die in de ICF-diëtetiek en CH-diëtetiek gebruikt worden.
Bijvoorbeeld: wanneer een cliënt aangeeft angst te hebben voor het gebruik
van melk en melkproducten, kan de code voor angst voor eten van specifieke
voedingsmiddelen uit de ICF-diëtetiek + code voor melk en melkproducten
uit de Codelijst productgroepen NEVO-tabel worden gebruikt.

2.5 International Dietetics and Nutrition Terminology

De International Dietetics and Nutrition Terminology (IDNT) is de 'standardized
language' (SL) voor de diëtetiek van de Academy of Nutrition and Dietetics (AND,
2012). De IDNT is in 2009 gelanceerd en wordt internationaal gebruikt door landen
als Canada en Australië. In Nederland wordt uitgegaan van de classificaties van de
WHO, zoals de ICF, de ICF-CY en ICD10 (ook par. 4) als gestandaardiseerde taal.
Deze vormen de basis voor de CMT-diëtetiek en de ICF-diëtetiek.

Bij de herziening van de ICF-diëtetiek in 2012 is rekening gehouden met de
Amerikaanse IDNT. Zo is er gekeken naar de overlap en de verschillen, en is de
ICF-diëtetiek waar nodig aangevuld. De ICF-diëtetiek en de Codelijst Doelen zijn
in het Engels vertaald en via de NVD beschikbaar.

Het grote verschil met de Nederlandse classificaties en codelijsten is dat de
IDNT geschreven is vanuit het voedingsoogpunt van de cliënt, terwijl de ICF-
diëtetiek meer uitgaat van een holistische visie op het probleem van de cliënt. Omdat ook andere behandelaars in Nederland met het ICF-schema (zie Figuur 2.2) en
de bijbehorende classificaties werken, biedt dit voor de diëtist mogelijkheden voor
multidisciplinaire samenwerking. Zo wordt het ICF-schema bij uitvoering van de
zorgstandaard gebruikt door de praktijkondersteuner om samen met de cliënt diens
problemen in kaart te brengen.

Een ander verschil tussen de IDNT en de Nederlandse aanpak is de formulering
van de diëtistische diagnose. Met het ICF-schema formuleert de diëtist een op de
individuele cliënt toegespitste diëtistische diagnose. Met de IDNT is er een beperkt
aantal algemene 'nutritional diagnoses' geformuleerd. Via de stappen Problem, Eti-
ology, Symptoms (PES) wordt gezocht naar de meest passende diagnose voor de
betreffende cliënt, maar naar de mening van de auteurs minder op maat (Runia et
al., 2012).

Wereldwijd zijn de IDNT en de Nederlandse classificaties en codelijsten voor
de diëtetiek de enige gestandaardiseerde terminologieën. De European Federation
of the Associations of Dietitians (EFAD) heeft het onderwerp opgenomen in haar
beleidsplan Vision 2020 (EFAD, 2014) met daarin de volgende geformuleerde doelstellingen:

• Dietitians in Europe are using standardized language and work according to a
nutrition care process model.

- All Higher Education Institutions (HEIs) have included a nutrition care process model and a standardized language for dietitians in their curriculum.
- National Dietetic Associations (NDAs) encourage and facilitate dietitians to use a nutrition care process in various practice settings.
- Dietitians have implemented a standardized language in research to enable a global collaboration.

Een gestandaardiseerde taal binnen de internationale diëtetiek is van belang om internationaal gegevens te kunnen uitwisselen, bijvoorbeeld op het gebied van onderzoek.

2.6 Conclusies en aanbevelingen

Zowel doelmatigheid als effectiviteit van diëtistische zorg zijn belangrijke pijlers om de diëtistische zorg inzichtelijker en transparanter te maken en daarmee een basis te leggen in het verantwoorden van het werk van de diëtist. Een aantal zorgverzekeraars ziet methodisch handelen in toenemende mate als een belangrijk kwaliteitskenmerk voor het handelen van de (para)medicus.

Het coderen van de gegevens uit het diëtistisch zorgproces met behulp van de voor de diëtetiek ontwikkelde classificaties en codelijsten geeft eenduidigheid van taal binnen de diëtetiek en mogelijkheden tot internationale uitwisseling van (onderzoeks)gegevens. Ook binnen de multidisciplinaire setting wordt het effect van het handelen van de diëtist meer zichtbaar.

Kortom, eenduidig taalgebruik is binnen het diagnostische en therapeutisch handelen van de diëtist... een must!

Referenties

AND. International Dietetics & Nutrition Terminology reference manual. Fourth edition. Chicago: Academy of Nutrition and Dietetics, 2012.

Beens MC, Heerkens YF. Classificaties en Codelijsten voor de Diëtetiek. Amersfoort: Nederlands Paramedisch Instituut (NPi), 1999.

CBV. Classificatie van Medisch Specialistische Verrichtingen. Leiden: CBV, 2005.

Chang VT, Hwang SS, Feuerrman M. Validation of the Edmonton Symptom Assessment Scale. Cancer 2000; 88(9): 2164–2171.

CSIZ. Internationale Statistische Classificatie van Ziekten en met Gezondheid verband houdende Problemen (tiende revisie). Zeist: Coördinatiepunt Standaardisatie Informatievoorziening in de Zorgsector, 1997.

EFAD. Vision paper. The implementation of a Nutrition Care Process (NCP) and Standardized Language (SL) among dietitians in Europe. Vision 2020, 2014.

Heerkens YF, Ravensberg CD van. Toepassingsmogelijkheden van de multiprofessionele International Classification of Functioning, Disability and Health (ICF) in de paramedische zorg. Amersfoort: Nederlands Paramedisch Instituut, 2007.

Heuvel J van den, Heerkens YF, Klaveren AAJ van, Ravensberg CD van. Voorlopige Classificatie Hulpmiddelen voor Paramedische Beroepen. Amersfoort: Nederlands Paramedisch Instituut, 1996.

ISO. ISO 9999. Assistive products for persons with disability – Classification and terminology (ISO 9999: 2011, IDT). Geneva: International Organization for Standardization, 2011.

Jong A de. Naar een classificatie van interventies in de geestelijke gezondheidszorg. In: Classificatiesystemen voor psychische stoornissen en gedragsstoornissen. Yperen TA van, Giel R (red.). Lisse: Swets & Zeitlinger, 1995.

Lacey K, Pritchett E. Nutrition care process and model: ADA adopts road map to quality care and outcomes management. J Am Diet Assoc. 2003;103:1061–1072.

Lie E, Heerkens YF. Classificaties en Codelijsten voor de Diëtetiek. Amersfoort: Nederlands Paramedisch Instituut, 2003.

Maij E, Visser W. Op weg naar een papierloze diëtetiek status: het Elektronisch Diëtetiek Dossier (EDD). Informatie & Zorg 2002; 31(2): 34–39.

NEN. Nederlandse norm NEN 7522 (nl) Medische informatica. Hanteren van code- en andere terminologiestelsels. Delft: Nederlands Normalisatie-instituut, 2010.

NEN. Nederlandse norm NEN-EN-ISO 9999 (nl) Hulpmiddelen voor mensen met functioneringsproblemen – Classificatie en terminologie (ISO 9999: 2011, IDT). Delft: Nederlands Normalisatie-instituut, 2011.

NHG. ICPC-2-nl. International Classification of Primary Care. Tweede editie. Nederlandse versie. Utrecht: Nederlands Huisartsen Genootschap, 2000.

Nictiz. ICT-Standaarden in de zorg. Een praktisch overzicht. Den Haag: Nictiz, 2012.

NVH. Voorlopige ICF-huidtherapie. Gorinchem: Nederlandse Vereniging van Huidtherapeuten, 2007.

NVLF. ICF-logopedie. Woerden: Nederlandse Vereniging voor Logopedie en Foniatrie, 2009.

RIVM. ICF Nederlandse vertaling van de International Classification of Functioning, Disability and Health. Bilthoven: Rijksinstituut voor Volksgezondheid en Milieu, 2002.

RIVM. ICF-CY Nederlandse vertaling van de International Classification of Functioning, Disability and Health. Children & Youth version. Bilthoven: Rijksinstituut voor Volksgezondheid en Milieu, 2008.

Runia S, Heerkens Y, Remijnse W, Visser W, Tiebie J. Diëtist, laat zien wat je doet. Nederlands Tijdschrift voor Voeding & Diëtetiek 2012; 67(3): 20–22.

WCC. Voorlopige WCC-Standaard van Radiodiagnostische en Nucleairgeneeskundig Diagnostische Verrichtingen. Versie 1.0. Zoetermeer: Nationale Raad voor de Volksgezondheid, Werkgroep Classificatie en Coderingen, 1990.

WCC. Voorlopige WCC-Standaard CVPB. Heerkens YF, Heuvel J van den, Klaveren AAJ van, Ravensberg CD van. Zoetermeer: Nationale Raad voor de Volksgezondheid, Werkgroep Classificatie en Coderingen, 1995.

WHO. ICF. International Classification of Functioning, Disability and Health. Geneva: World Health Organization, 2001.

WHO. ICF-CY. International Classification of Functioning, Disability and Health. Children & Youth Version, Geneva: World Health Organization, 2007.

Hoofdstuk 3
Meetinstrumenten voor de diëtetiek

Y.F. Heerkens, W.K. Visser, J. Tiebie en S. Runia

December 2014

Samenvatting Het gebruik van meetinstrumenten is belangrijk om de effectiviteit van het diëtistisch handelen inzichtelijk te maken. Wat is de gezondheidssituatie van de cliënt bij de start van het diëtistisch zorgproces en zijn de geformuleerde behandeldoelen gerealiseerd? Het stappenplan dat in dit hoofdstuk wordt beschreven bestaat uit tien stappen die als leidraad worden gebruikt om te komen tot de keuze van het beste meetinstrument. Na de selectie volgt de implementatie van het meetinstrument in de dagelijkse praktijk, waarbij veelal een aantal zaken in het kwaliteitssysteem vastgelegd moet worden. Indien er geen objectief meetinstrument en geen algemeen geaccepteerde normwaarden beschikbaar zijn, is de diëtist aangewezen op eigen subjectieve (persoonsafhankelijke) waarnemingen; een professioneel oordeel van de diëtist.

3.1 Inleiding

Het gebruik van meetinstrumenten is belangrijk om de effectiviteit van het diëtistisch handelen inzichtelijk te maken. Wat is de gezondheidssituatie van de cliënt bij de start van het diëtistisch zorgproces en worden de geformuleerde behandeldoelen gerealiseerd? Binnen de gezondheidszorg als geheel, maar ook binnen de diëtetiek, is een groot aantal meetinstrumenten beschikbaar. Toch is het gebruik ervan in de praktijk nog beperkt. Meetinstrumenten worden ingezet ter ondersteuning van de diagnostiek en de prognostiek, om de transparantie van de diëtistische zorg te vergroten en om meer inzicht te krijgen in de effectiviteit van de diëtistische zorg (zie hoofdstuk 1 Methodisch handelen, Runia).

Y.F. Heerkens (✉)
Nederlands Paramedisch Instituut, Amersfoort, en Hogeschool Arnhem en Nijmegen, Nijmegen, The Netherlands

W.K. Visser
Leids Universitair Medisch Centrum, Leiden, The Netherlands

J. Tiebie
Dieet Compleet, Hoorn, The Netherlands

S. Runia
Universitair Medisch Centrum Utrecht, Utrecht, The Netherlands

Als overwogen wordt een meetinstrument in te zetten moet goed worden stilge-staan bij de keuze van het juiste meetinstrument:

- Bij wie wordt er wat gemeten?
- Hoe valide en betrouwbaar zijn de meetresultaten?
- Wat zeggen de meetresultaten over omstandigheden of over de cliënt of groep cliënten?
- Wat is de meerwaarde voor de cliënt?
- Hoe ziet de kosten-batenanalyse eruit?

Deze items komen in par. 2 aan bod, evenals de plaats waar meetinstrumenten zijn te vinden. Het kiezen van de momenten waarop meetinstrumenten kunnen worden ingezet, wordt beschreven in par. 3.

3.2   Kiezen van een meetinstrument

Voor het maken van een onderbouwde keuze van meetinstrumenten wordt gebruik-gemaakt van een stappenplan (zie figuur 3.1). Dit stappenplan is ontleend aan het boek van Beurskens e.a. (2008) 'Meten in de praktijk', maar is iets aangepast (ont-leend aan: Heerkens e.a., 2011). Het stappenplan dat in dit hoofdstuk wordt be-schreven, bestaat uit tien stappen die als leidraad worden gebruikt om te komen tot de keuze van het beste meetinstrument (Heerkens et al. 2011).

Stap 1. Aan wie of wat gaat gemeten worden?

Bij deze stap gaat het erom helder te krijgen bij welke persoon (of groep personen, bijvoorbeeld in het kader van consumentenonderzoek) of aan welk object (dieet-product) of welke omgeving (werkplek, schoolomgeving) er gemeten gaat worden.

Stap 2. Welke elementen gaan gemeten worden?

In samenhang met de bij stap 1 gemaakte keuze zijn zowel meetinstrumenten nodig om de gezondheid, inclusief het functioneren, van de cliënt te meten als meetin-strumenten die geschikt zijn om bijvoorbeeld de kwaliteit van het dieet, wensen ten aanzien van producten, of de kwaliteit van het voedselaanbod op school of op het werk te meten.

Ten aanzien van de gezondheid van de individuele cliënt gaat het om meetinstru-menten die gebruikt kunnen worden voor het in kaart brengen van:

- de (ernst van de) ziekte/aandoening;
- de klachten/problemen van de cliënt in termen van (stoornissen in) functies en anatomische eigenschappen, (beperkingen in) activiteiten (zoals het bedienen van een apparaat, beperkingen in communicatie, problemen in mobiliteit) en participatie(problemen).

Figuur 3.1 Stappenplan voor het toepassen van meetinstrumenten in de praktijk. Bron: Heerkens e.a., 2011.

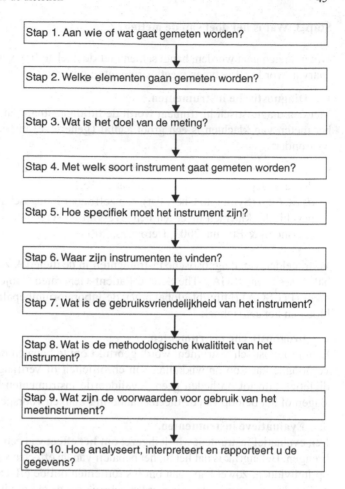

Stap 1. Aan wie of wat gaat gemeten worden?

Stap 2. Welke elementen gaan gemeten worden?

Stap 3. Wat is het doel van de meting?

Stap 4. Met welk soort instrument gaat gemeten worden?

Stap 5. Hoe specifiek moet het instrument zijn?

Stap 6. Waar zijn instrumenten te vinden?

Stap 7. Wat is de gebruiksvriendelijkheid van het instrument?

Stap 8. Wat is de methodologische kwaliteit van het instrument?

Stap 9. Wat zijn de voorwaarden voor gebruik van het meetinstrument?

Stap 10. Hoe analyseert, interpreteert en rapporteert u de gegevens?

Met bijvoorbeeld de SNAQ (Short Nutritional Assessment Questionnaire) of de MUST (Malnutrition Universal Screening Tool) kan snel in beeld worden gebracht of er een risico is op ondervoeding (Kruizenga e.a., 2005);

- persoonlijke factoren, zoals copingstijl en leefstijl. Voorbeelden zijn de Utrechtse Coping Lijst (UCL) (https://www.telepsy.nl/ucl) en de stappenteller voor het in beeld brengen van iemands beweegpatroon.

Het linken van meetinstrumenten aan de ICF (International Classification of Functioning, Disability and Health)

Een van de problemen bij het gebruik van meetinstrumenten is dat het niet altijd duidelijk is wat een instrument nu precies meet. De laatste tijd verschijnen steeds meer artikelen in de literatuur, waarin van bestaande meetinstrumenten aan de hand van 'linking rules' (Cieza e.a., 2005) wordt beschreven wat in ICF-termen (zie hoofdstuk 2 voor een toelichting op de ICF) de verschillende items van het meetinstrument meten. Op die manier ontstaat meer inzicht in wat een meetinstrument precies meet; hierdoor wordt de keuze van (een set van) meetinstrumenten eenvoudiger.

Stap 3. Wat is het doel van de meting?

Wat gemeten gaat worden, hangt samen met de doelstelling van het meten. Op basis daarvan worden drie typen meetinstrumenten onderscheiden.

1. Diagnostische instrumenten.
Met een diagnostisch instrument wordt de huidige situatie in beeld gebracht. Voor het meten van klachten is een groot aantal (generieke) instrumenten beschikbaar, waaronder:

- *de 4DKL* (vierdimensionale klachtenlijst), een vragenlijst voor het meten van distress, depressie, angst en somatisatie (Terluin, 1996);
- *de SCL-90* (Symptom Checklist), een zelfbeoordelingsschaal die lichamelijke en psychische klachten meet ten behoeve van de screening van psychopathologie (Arrindell & Ettema, 2003; Derogatis, 2003).

Voorbeelden van diagnostische instrumenten in de diëtetiek zijn de Subjective Global Assessment (SGA), The Scored Patient-Generated Subjective Global Assessment (PG-SGA) (http://pt-global.org/), de laboratoriumbepalingen in bijvoorbeeld bloed en het eetdagboek.

2. prognostische instrumenten.
E.en prognostisch instrument wordt gebruikt om te bepalen of er sprake is van een verhoogde kans op ontwikkeling van chroniciteit of vertraagd herstel. Binnen de diëtetiek zijn tot op heden geen gevalideerde instrumenten bekend die kans van slagen of het beloop van de dieetbehandeling kunnen voorspellen.

3. Evaluatieve instrumenten.
Een evaluatief instrument wordt ingezet om het effect van een interventie in beeld te brengen. Belangrijk is dat het bij het bepalen van de effecten van interventies gericht op individuen, zowel kan gaan om instrumenten om de effecten bij een individu te meten als om instrumenten die worden gebruik om de effectiviteit van een interventie te meten op groepsniveau. Dit onderscheid stelt andere eisen aan het meetinstrument.

Wil de behandelaar een instrument evaluatief gebruiken, dan zal hij op zijn minst zowel aan het begin en als aan het einde van de interventie moeten meten om zicht te krijgen op de verandering die heeft plaatsgevonden. De beginmeting kan vaak ook diagnostisch worden gebruikt. In de diëtetiek is dit het geval bij de instrumenten die gebruikt worden voor de antropometrie (weegschaal, meetlat, bio-elektrische-impedantieanalyse, enz.), de laboratoriumbepalingen in bijvoorbeeld bloed, het eetdagboek, de Vision Analogue Scale (VAS-schaal) en bijvoorbeeld een Kwaliteit-van-Levenschaal.

Stap 4. Met welk soort instrument gaat gemeten worden?

Bij deze stap gaat het om de vraag welke type meetinstrument er gebruikt moet gaan worden. In samenhang met de antwoorden op stap 1 (aan wie of wat wordt er gemeten?), stap 2 (welke elementen worden gemeten?) en stap 3 (wat is het doel?) wordt een keuze gemaakt in:

- door de cliënt of de zorgverlener in te vullen *vragenlijsten*, zoals de Eating Disorder Examination – Questionnaire (EDE-Q) (Nauta e.a., 2000), Nederlandse Vragenlijst voor Eetgedrag (NVE) (Van Strien, 2005; Van Strien e.a., 2007) en de door TNO ontwikkelde Voedselfrequentievragenlijst om de energie-inneming van kinderen van twee tot twaalf jaar te meten (Brants e.a., 2006);
- door de zorgverlener in te vullen of af te nemen *observatielijsten* en *performance tests*, zoals de Bristol Stool Chart (in het Nederlands: Bristol-stoelgangschaal, http://nl.wikipedia.org/wiki/Bristol-stoelgangschaal) of de WHO Score Orale Mucositis (WHO, 1997);
- *instrumentele (of technische) meetinstrumenten*; dit zijn meetinstrumenten om bijvoorbeeld het lichaamsgewicht (weegschaal) of het vetpercentage (huidplooidikte) vast te leggen. Tot deze groep horen ook stappentellers en meer geavanceerde draagbare apparatuur om inzicht te krijgen in het beweeggedrag van mensen.

Deze verschillende manieren van meten leveren niet altijd dezelfde resultaten op. Het is ook niet zo dat het ene instrument beter is dan het andere. Het gaat er meer om dat ze aanvullende informatie verschaffen, die gebruikt kan worden om tot een goed oordeel te komen. Op deze manier wordt het probleem vanuit meerdere perspectieven geanalyseerd.

Stap 5. Hoe specifiek moet het instrument zijn?

Naast het type meetinstrument is ook de vraag belangrijk of gebruik kan worden gemaakt van een algemeen (generiek) meetinstrument dan wel dat de cliënt behoort tot een specifieke doelgroep waarvoor aparte (ziektespecifieke) meetinstrumenten beschikbaar zijn. Zo zijn er naast algemene kwaliteit-van-levenschalen, zoals de SF-12 of de Euroquol, ook ziektespecifieke kwaliteit-van-leveninstrumenten, zoals de Feacal Incontinence Quality of Life Scale (FIQL) en de Stoma – Quality of Life enquête (beide te downloaden via de website http://www.meetinstrumentenzorg.nl). Naast een algemeen eetdagboek worden in de diëtetiek ook voedingsdagboeken voor specifieke groepen gebruikt, zoals een diabetesvoedingsdagboek (Diëtetiek UMC Utrecht, 2012). Verder zijn er ook specifieke voedselfrequentielijsten voor bijvoorbeeld energie (Hiemstra e.a., 2005).

Stap 6. Waar zijn instrumenten te vinden?

Er zijn verschillende plaatsen waar meetinstrumenten te vinden zijn, waaronder richtlijnen, databanken, artikelen, handboeken, rapporten en websites.

Zorginhoudelijke richtlijnen
In veel zorginhoudelijke richtlijnen staan één of meer relevante meetinstrumenten vermeld. Zo wordt in de Dieetbehandelingsrichtlijn Overgewicht en obesitas bij kinderen en adolescenten aangeraden om gebruik te maken van de Nederlandse Vragenlijst voor Eetgedrag (NVE) (Van Strien e.a., 2005) als een goede methode

om inzicht te krijgen in het eetgedrag van het kind vanaf 12 jaar. De NVE-K is geschikt voor kinderen tussen de 7-12 jaar.

In de Richtlijn Screening en behandeling ondervoeding staan adviezen voor screening en behandeling van ondervoeding voor kinderen en volwassenen die worden opgenomen in een ziekenhuis, volwassenen die poliklinisch behandeld worden, bewoners van verpleeg- en verzorgingshuizen en risicogroepen in de huisartspraktijk en thuiszorg (http://www.stuurgroepondervoeding.nl/).

Naast (multiprofessionele) richtlijnen worden er ook steeds vaker minder uitgebreide 'handreikingen' ontwikkeld, onder de naam LESA (landelijke eerstelijnsafspraak), evidence-based statement, werkwijzer, leidraad en blauwdruk. Een voor de voedingsdeskundige/diëtist relevante LESA is de LESA Ondervoeding (Mensink e.a., 2010), waarin de SNAQ^{65+} wordt genoemd als hulpmiddel bij het vaststellen van (risico op) ondervoeding in de eerste lijn bij mensen van 65 jaar en ouder (http://www.stuurgroepondervoeding.nl/index.php?id-147).

Databanken
De volgende databanken zijn relevant:

* de databank meetinstrumenten in de zorg van de Hogeschool Zuyd: in deze databank wordt onderscheid gemaakt tussen algemene meetinstrumenten en technische meetinstrumenten (http://www.meetinstrumentenzorg.nl).
* de databank van het Centre for Evidence-Based Physiotherapy (CEBP) van de Universiteit van Maastricht (http://www.cebp.nl): hierin zijn vooral Engelstalige instrumenten opgenomen. De meetinstrumenten staan in alfabetische volgorde. Er is geen mogelijkheid in het bestand te zoeken met zoektermen.
* de Engelstalige databank van de Chartered Society of Physiotherapy (http://www.csp.org.uk), waarin ruim 220 meetinstrumenten zijn opgenomen.
* de Patient-Reported Outcome and Quality of Life Instruments Database (PROQoLID) (http://www.proqolid.org), een initiatief van het Franse Mapi Research Institute: in deze databank zijn bijna 700 instrumenten opgenomen. Het ophalen van informatie over de opgenomen meetinstrumenten kan alleen als men zich inschrijft (en betaalt).

Daarnaast zijn er op een bepaalde aandoening gerichte databanken. Een voorbeeld is de databank van het Longfonds, waarin bijvoorbeeld de COPD Assessment Test (CAT) wordt genoemd. De CAT is ontwikkeld omdat bestaande kwaliteit-van-levenvragenlijsten complex en tijdrovend zijn om in te vullen. De CAT is een kort en eenvoudig instrument nodig om de impact van COPD op de kwaliteit van leven van de cliënt in kaart te brengen (http://research.longfonds.nl/database/ers-2013-kwaliteit-van-leven-en-comorbiditeiten-bij-copd).

In de meeste databanken is naast de naam van het meetinstrument ook een aantal algemene gegevens van de opgenomen instrumenten te vinden, waaronder klinimetrische maten (zie stap 8), normtabellen en een toelichting op het gebruik. Sommige instrumenten kunnen gedownload worden, soms met een handleiding; bij andere instrumenten staat waar je ze kunt vinden. In het boek 'Meten in de praktijk' (Beurskens e.a., 2012) wordt een overzicht gegeven van belangrijke databanken met hun inhoud en toegankelijkheid.

Artikelen, handboeken en rapporten
In de reguliere zorg is een groot aantal overzichten beschikbaar van voor bepaalde aandoeningen of domeinen geschikte meetinstrumenten. Voorbeelden zijn overzichten van meetinstrumenten bij beroerte (Koolstra e.a., 2004), Parkinson (Van Wegen e.a., 2005) en pijn (Köke e.a., 1999) en voor de revalidatiegeneeskunde (http://www.revalidatie-epd.nl/klinimetrie).

Websites
Een mooi overzicht van meetinstrumenten te gebruiken in de kinder- en jeugdpyschiatrie is te vinden op de website van het Kenniscentrum Kinder- en Jeugdpsychiatrie (http://www.kenniscentrum-kjp.nl/home/E/instrumenten), waar bijvoorbeeld ook de eerder genoemde EDE-Q is te vinden.

Door 'slim' zoeken op internet (waarbij gebruik kan worden gemaakt van handleidingen zoals die van Aufdemkampe e.a., 2010, waarin staat hoe je via databanken, zoals PubMed en Cinahl, kunt zoeken naar literatuur[1]) zijn er natuurlijk bij allerlei organisaties prachtige, zeer bejubelde en veelbelovende instrumenten te vinden. Belangrijk is om ook altijd – ondanks de positieve verhalen op internet – de stappen 5 t/m 10 te doorlopen voordat men een meetinstrument gaat toepassen.

NVD
De Nederlandse Vereniging voor Diëtisten (NVD) ontwikkelt momenteel een overzicht met meetinstrumenten die geschikt zijn voor het gebruik in de diëtetiekpraktijk die op de website van de NVD te raadplegen is.

Stap 7. Wat is de hanteerbaarheid/gebruiksvriendelijkheid van het instrument?

De hanteerbaarheid van een instrument moet worden beoordeeld in het kader van het gebruik van het instrument en de gebruiker. Een lang en complex instrument kan in het kader van wetenschappelijk onderzoek nodig zijn, maar zal in de dagelijkse praktijk vanwege de benodigde tijdsinvestering niet snel worden gebruikt. Er zal altijd een afweging moeten worden gemaakt tussen het belang van de gegevens die met het instrument worden verzameld en de inspanning (in tijd en geld) die het kost om die gegevens boven tafel te krijgen.

In 'Meten in de praktijk' (Beurskens e.a., 2012) wordt onderscheid gemaakt tussen hanteerbaarheid voor de cliënt en hanteerbaarheid voor de zorgverlener.

Voor de cliënt gaat het bij bruikbaarheid om vier aspecten:

- leesbaarheid (bij vragenlijsten);
- aard van de vragen;
- afnametijd en frequentie van afname; en
- fysieke en cognitieve belasting.

---

[1] Er worden ook cursussen aangeboden, bijvoorbeeld door hogescholen en door het Nederlands Paramedisch Instituut, om te leren zoeken naar literatuur en om literatuur te leren beoordelen.

Tabel 3.1 Klinimetrische eigenschappen gebaseerd op Kuiper e.a., 2008).

Validiteit	Afwezigheid van systematische fouten (Offringa et al. 2000). De mate waarin een meetinstrument meet wat het moet meten.
Reprodu-ceerbaarheid	Nauwkeurigheid (in de zin van herhaalbaarheid) van meting(en) of meetinstrument(en) (Slotboom, 1987). Een meetinstrument is betrouwbaar als verschillende onderzoekers onafhankelijk van elkaar (=interbeoordelaarsbe-trouwbaarheid) of dezelfde onderzoeker op verschillende momenten (=intrabe-oordelaarsbetrouwbaarheid) met dit meetinstrument vrijwel dezelfde uitkomsten kunnen verkrijgen. Dit wordt ook wel reproduceerbaarheid genoemd (Offringa et al. 2000).
Sensitiviteit	De fractie terecht-positieven onder de 'zieken' die met het meetinstrument wordt gevonden.
Specificiteit	De fractie terecht-negatieven onder de 'niet-zieken' die met het meetinstrument wordt gevonden

Bij de professional gaat het om:

- benodigde ervaring om het instrument te kunnen gebruiken (inclusief eventueel benodigde opleiding);
- geldende voorwaarden, in termen van beschikbaarheid en verkrijgbaarheid van het instrument, kosten, benodigdheden, afnametijd en tijd voor het evalueren en interpreteren van de resultaten;
- interpretatie van de verkregen resultaten.

Stap 8. Wat is de methodologische kwaliteit van het instrument?

In Tabel 3.1 staan de omschrijvingen van de meest gangbare klinimetrische eigen-schappen. Voor een meer uitgebreide omschrijving van de klinimetrische eigen-schappen van instrumenten, kan de lezer – behalve bij het boek van Beurskens e.a. (2012) – ook terecht bij basisboeken over klinimetrie, zoals 'Health measurement scales: a practical guide to their development and use' (Streiner & Norman, 2008) en '(Onder)wijs in Wetenschap' (Ostelo, 2006).

Stap 9. Wat zijn de voorwaarden voor het gebruik van het meetinstrument?

Voor het mogen gebruiken van sommige meetinstrumenten is het nodig een speci-fieke training of instructie te volgen om de deskundigheid te verwerven die nodig is om het meetinstrument te kunnen toepassen.

Ook kunnen er aan het gebruik van een meetinstrument kosten zijn verbonden: naast de kosten voor de training, kunnen er kosten zijn verbonden aan het mogen gebruiken van het meetinstrument (bijvoorbeeld een bepaald bedrag per jaar of een bedrag per afname; zie https://www.telepsy.nl/ucl) en voor het bestellen van registratieformulieren (bijv. de REO-vragenlijst [Risicofactoren Eetstoornis bij Obesitas] moet besteld moet worden bij Psydi; zie http://www.psydi.nl/vragenlijst.html). Soms zijn er specifieke materialen nodig om de test te kunnen afnemen (bijvoorbeeld gewichten, pilonnen, stopwatches). Voor technische meetinstrumenten (zoals weegschalen, stappentellers) geldt natuurlijk de aanschafprijs plus de kosten voor onderhoud. Voor het achterhalen van dergelijke kosten is het aan te bevelen contact op te nemen met de leverancier of ontwikkelaar van het instrument.

Stap 10. Hoe analyseert, interpreteert en rapporteert u de gegevens?

De wijze waarop de gegevens kunnen worden geanalyseerd, geïnterpreteerd en gerapporteerd verschilt per instrument.

3.3 Het gebruik van meetinstrumenten

Voor objectieve waarnemingen is een meetinstrument noodzakelijk. Meetinstrumenten zorgen voor structurering en objectivering van de waarneming.

Bij het gebruik van meetinstrumenten in de diëtistische zorg zal als eerste een meetinstrument geselecteerd moeten worden dat past bij het te meten gegeven. Het in par. 2 beschreven stappenplan is een leidraad om een meetinstrument te selecteren. Na de selectie volgt de implementatie van het meetinstrument in de dagelijkse praktijk, waarbij veelal een aantal zaken in het kwaliteitssysteem vastgelegd moet worden:

- Wat is het te meten gegeven (stap 1 en 2) en wat is het doel van deze meting (stap 3)?
- Welk meetinstrument wordt gebruikt (stap 4 en 5) en geef daarbij aan:

  - waar het meetinstrument te vinden is (stap 6) en/of leg literatuurreferenties vast;
  - wat de hanteerbaarheid en klinimetrische eigenschappen zijn (stap 7 en 8).

- Hoe het meetinstrument in de praktijk gebruikt moet worden (stap 9 en 10). Dit is de schriftelijke werkinstructie – ook wel 'standard operating procedure' (SOP) genoemd – waarin beschreven wordt hoe een bepaalde handeling/meting moet worden uitgevoerd met als doel uniformiteit in de uitvoering en daardoor in het eindresultaat te bewerkstelligen. In SOP's worden de volgende gegevens vastgelegd:

  - omstandigheden waaronder de meting gedaan moet worden;
  - eisen aan de uitvoerder (dezelfde uitvoerder?, mate van training van uitvoerders);

- keuze van de meetmomenten; de nulmeting vindt plaats bij het eerste consult/ bij de diagnostiek, elk consult kan een evaluatiemoment zijn. Bedenk hoe zinnig het is om te meten binnen een bepaalde periode; is er al verandering meetbaar?
- eenduidig vastleggen van meetresultaten in (elektronisch) patiëntendossier of database;
- keuze van normwaarden (bijvoorbeeld groeidiagrammen, Nederlandse Norm Gezond Bewegen (NNGB), afkappunten BMI bij ondervoeding en obesitas);
- keuze van referentiewaarden (bijvoorbeeld van Nederlandse of internationale oorsprong, met de literatuurreferentie hiervan).

Na implementatie van het meetinstrument in de praktijk is het raadzaam om na een periode waarin deze gebruikt is, het gebruik ervan te evalueren en zo nodig bij te stellen. Dan kan opnieuw gekeken worden of het juiste meetinstrument is ingezet en of eventueel een ander instrument geselecteerd en geïmplementeerd moet worden. Hierbij kunnen telkens bovengenoemde stappen doorlopen worden.

Hoofdstuk 9 in het boek 'Meten in de praktijk' (Beurskens e.a., 2012) geeft tal van handvatten voor het gebruik en de implementatie van meetinstrumenten in de dagelijkse praktijk.

3.4   Werkwijze als er geen meetinstrument beschikbaar is.

Indien er geen objectief meetinstrument en geen algemeen geaccepteerde normwaarden beschikbaar zijn, is de diëtist aangewezen op eigen subjectieve (persoonsafhankelijke) waarnemingen. Het is weliswaar een subjectieve waarneming, maar wel een professioneel oordeel van de diëtist.

De ICF gebruikt een cijfercodering om de ernst van de stoornis en mate van beperking of participatieprobleem aan te geven (Tabel 3.2). Op deze manier wordt de mate van een stoornis, beperking of participatieprobleem op gestructureerde wijze ingeschat. Het is op die manier mogelijk om een mate van verbetering of verslechtering weer te geven. Bijvoorbeeld iemand heeft een ernstig probleem met rekenen of een gering probleem met rekenen.

Tabel 3.2 Mate van afwijking wat als gebruikelijk wordt beschouwd, aangegeven als percentage (Heerkens & Van Ravensberg, 2007).

Mate van probleem	Omschrijving	Afwijking
xxx.0 : geen stoornis	geen, afwezig, verwaarloosbaar	0–4%
xxx.1 : lichte stoornis	gering, laag	5–24%
xxx.2 : matige stoornis	tamelijk	25–49%
xxx.3 : ernstige stoornis	aanzienlijk, hoog, sterk	50–95%
xxx.4 : volledige stoornis	totaal	96–100%

De behandeldoelen van de diëtist zijn vaak gericht op het vergroten van kennis en inzicht op het gebied van gezondheid en ziekte in relatie tot voedings(gewoonten). Kennis van de cliënt is vaak lastig te meten, net zo min als het toepassen van deze kennis. Uiteindelijk moet het verbeteren van kennis en inzicht en het toepassen daarvan resulteren in veranderd gedrag. Voor de diëtist is het een uitdaging om dit meetbaar in kaart te brengen.

3.5 Conclusie en aanbevelingen

Het is voor de diëtist belangrijk om zowel in het diagnostisch proces als bij het evalueren van de behandeling – waar mogelijk en relevant – gebruik te maken van meetinstrumenten. Het gebruik van meetinstrumenten geeft een beeld van de situatie van de cliënt bij de start van de diëtistische zorg en daarmee handvatten om een behandelplan te formuleren en geeft daarnaast inzicht of de behandeling effectief is geweest. Het gebruik van meetinstrumenten is niet 'gratis', het kost tijd van de diëtist en van de cliënt. Een zorgvuldig keuzeproces is dan ook belangrijk.

Referenties

Arrindell W, Ettema J. Symptom checklist SCL-90. Handleiding bij een multidimensionele psychopathologie-indicator. Lisse: Swets Test Publishers, 2003.

Aufdemkampe G, Berg J van den, Windt DAWM van der. Hoe vind ik het? Zoeken, interpreteren en opzetten van fysiotherapeutisch onderzoek. Houten: Bohn Stafleu van Loghum, 2010.

Beurskens S, Peppen R van, Stutterheim E, Swinkels R, Wittink H. Meten in de praktijk. Stappenplan voor het gebruik van meetinstrumenten in de gezondheidszorg. Houten: Bohn Stafleu van Loghum, 2008 & 2012.

Brants H, Stafleu A, Doest D ter, Hulshof K, Thijs C. Ontwikkeling van een voedselfrequentievragenlijst. Voeding Nu 2006;(2):25–28.

Cieza A, Geyh S, Chatterji S, Kostanjsek N, Ustun B, Stucki G. ICF linking rules: an update based on lessons learned. J Rehabil Med 2005;37:212–218.

Derogatis LR. Bewerkers: W.A. Arrindell & J.H.M. Ettema. SLC-90 Symptom Checklist. [..]: Pearson, 2003.

Diëtetiek UMC Utrecht. Bijhouden van een eetdagboek met glucosewaarden bij diabetes. Uitgave JCGE.01.032. Utrecht: UMC Utrecht, 2012.

Heerkens YF, Ravensberg CD van. Toepassingsmogelijkheden van de multiprofessionele International Classification of Functioning, Disability and Health (ICF) in de paramedische zorg. Amersfoort: Nederlands Paramedisch Instituut, 2007.

Heerkens Y, Kuijer W, Wittink H, Bieleman A. Meetinstrumenten. In: Kuiper C, Heerkens Y, Balm M, Bieleman A, Nauta N (red). Arbeid & Gezondheid. Een handboek voor paramedici en arboprofessionals. Tweede Editie, hoofdstuk 6. Houten: Bohn Stafleu van Loghum, 2011.

Hiemstra GK, Roos NM de, Vries JHM de, Leibrandt A, Rasmussen E, Remijnse TA, Staveren WA van. Anamnese methode; snel en doelmatig? Ned Tijdschr voor Voeding & Diëtetiek 2005;40:88–96.

Köke AJA, Heuts PHTG, Vlaeyen JWS, Weber WEJ. Meetinstrumenten chronische pijn. Deel 1 functionele status. Maastricht: Pijn Kennis Centrum Maastricht, 1999.

Koolstra M, Smeets JC, Harmeling-van der Wel BC, Kwakkel G. Klinimetrie na een beroerte : een praktische handleiding - 2ᵉ druk. Amersfoort: Nederlands Paramedisch Instituut, 2004.

Kruizenga H, Seidell J, De Vet H, Wierdsma NJ, Van Bokhorst-de van der Schueren MAE. Development and validation of a hospital screening tool for malnutrition: the short nutritional assessment questionnaire (SNAQ). Clinical Nutrition 2005;24:75–82. http://www.bapen.org.uk/pdfs/must/must_explan.pdf

Mensink PAJS, Bont MAT de, Remijnse-Meester TA, Kattemölle-van den Berg S, Liefaard AHB, Meijers JMM, Binsbergen JJ van, Wayenburg CAM van, Vriezen JA. Landelijke Eerstelijns Samenwerkings Afspraak Ondervoeding. Huisarts Wet 2010;53(7):S7–10.

Nauta H, Hospers J, Jansen A, Kok G. Cognitions in Obese Binge Eaters and Obese Non-Binge Eaters. Cognitive Therapy and Research 2000;24(5):521–531.

Ostelo RWJG. (Onder)wijs in wetenschap. Lesbrieven voor paramedici. 2ᵉ druk. Houten: Bohn Stafleu van Loghum, 2006.

Streiner DL, Norman GR. Health measurement scales: a practical guide to their development and use. 4th edition. Oxford: Oxford University Press, 2008.

Strien T van. Nederlandse Vragenlijst voor Eetgedrag, NVE. Handleiding en Verantwoording. Amsterdam: Boom test uitgevers, 2005.

Strien T van e.a. The dieting dilemma in patients with newly diagnosed type 2 diabetes: Does dietary restraint predict weight gain 4 years after diagnosis? Health Psychology 2007;26(1):105–112.

Strien, T. van & Oosterveld, P. The Children's DEBQ for Assessment of Restrained, Emotional and External Eating in 7- to 12-Year-Old Children. International Journal of Eating Disorders 2008;41(1):72–81.

Terluin B. De Vierdimensionale Klachtenlijst (4DKL). Een vragenlijst voor het meten van distress, depressie, angst en somatisatie. Huisarts en Wetenschap 1996;39:538–547.

Wegen EEH van, Lim LIIK, Nieuwboer A, Willems AM, Goede CJT de, Burgers-Bots IAL, Wittink H, Kwakkel C. Klinimetrie bij de ziekte van Parkinson. Een praktische handleiding. Amersfoort/Amsterdam: Nederlands Paramedisch Instituut/Vrije Universiteit, 2005.

WHO. Handbook for reporting results of cancer treatment. Geneva: World Health Organisation, 1997.

Hoofdstuk 4
Diabetes mellitus en zwangerschap

M.G.J. Reijnders-Klink en D.M. Eijpe

December 2014

Samenvatting Diabetes mellitus en diabetes gravidarum vergroten de kans op complicaties tijdens de zwangerschap. Bij diabetes type 1 en type 2 is de kans op complicaties bij moeder en kind afhankelijk van de diabetesinstelling en de van tevoren aanwezige complicaties bij de moeder. Het risico hangt onder andere samen met de bloedglucoseregulatie rond de conceptie. Bij normoglykemie in deze periode is de kans op een aangeboren afwijking kleiner, maar nog altijd groter dan bij vrouwen zonder diabetes.

Het belangrijkste doel van de behandeling voor en tijdens de zwangerschap is het normaliseren van de bloedglucosewaarden. Voor een optimaal resultaat van hun behandeling is het noodzakelijk dat zowel zwangere vrouwen met diabetes mellitus als vrouwen met diabetes gravidarum goede voorlichting krijgen en de adviezen kunnen integreren in hun dagelijks leven. De diëtist speelt hierbij een belangrijke rol. Educatie en zelfcontrole van de bloedglucosewaarden vormen een belangrijk onderdeel van de multidisciplinaire behandeling.

4.1 Inleiding

Dit hoofdstuk beschrijft de voeding en de behandeling van zwangere vrouwen met diabetes. Het gaat hierbij om drie groepen: vrouwen met diabetes type 1 en type 2 die al bij de conceptie bestond – beide groepen worden preconceptionele diabetes mellitus (PDM) genoemd – en vrouwen bij wie tijdens de zwangerschap verhoogde bloedglucosewaarden worden gevonden: zwangerschapsdiabetes, diabetes gravidarum of gestational diabetes mellitus (GDM) genoemd.

Deze verschillende groepen hebben omstandigheden en complicaties die voor een deel overeenkomen maar ook voor een deel specifiek zijn. Een zo goed mogelijke glucoseregulatie zowel voor als tijdens de zwangerschap verkleint de kans op complicaties, maar deze kans blijft groter dan bij vrouwen zonder diabetes.

M.G.J. Reijnders-Klink (✉)
diëtist, Gelre ziekenhuizen, Apeldoorn, The Netherlands

D.M. Eijpe
diëtist, VU medisch centrum, Amsterdam, The Netherlands

© 2014 Bohn Stafleu van Loghum, onderdeel van Springer Media BV
M. Former (Red.), *Informatorium voor Voeding en Diëtetiek,*
DOI 10.1007/978-90-368-0713-5_4

Voor algemene informatie over voeding tijdens de zwangerschap wordt verwezen naar het hoofdstuk 'Voeding tijdens zwangerschap en lactatie' en voor informatie over voeding bij diabetes verwijzen we naar het hoofdstuk 'Diabetes mellitus en volwassenen'.

4.2   Vrouwen met preconceptionele diabetes mellitus (PDM)

Jaarlijks worden in Nederland ongeveer 400 zwangere vrouwen met DM type 1 behandeld. De incidentie is 0,2 procent. Er wordt geschat dat het aantal zwangere vrouwen met DM type 2 ongeveer gelijk of hoger is en dat dit aantal gaat toenemen (Lips e.a., 2010; De Valk, 2010). PDM gaat gepaard met een verhoogde kans op maternale, foetale en neonatale mortaliteit en morbiditeit.

Preconceptionele voorbereiding bij vrouwen met DM type 1 of type 2 is belangrijk (De Valk, 2010). De begeleiding van vrouwen met diabetes en een kinderwens vraagt om een multidisciplinaire aanpak, type 1 in de tweede lijn en type 2 in de (eerste en) tweede lijn.

4.3   Vrouwen met zwangerschapsdiabetes (GDM)

Zwangerschapsdiabetes komt in ongeveer 3-5 procent van alle zwangerschappen voor (Lips e.a., 2010). GDM wordt gekenmerkt door een hogere kans op maternale en perinatale complicaties (Crowther e.a., 2005; Metzger e.a., 2001; De Valk e.a., 2007). Ook hebben vrouwen met GDM minimaal 50 procent kans om binnen vijf tot tien jaar na de bevalling diabetes type 2 te ontwikkelen (De Valk, 2010).

Uit gerandomiseerde onderzoeken blijkt dat de behandeling van GDM de kans op perinatale complicaties vermindert (Crowther e.a., 2005; Landon e.a., 2009). Opsporing en behandeling van vrouwen met GDM lijkt dus zinvol (Lips e.a., 2010).

Risicofactoren voor GDM

- een eerdere GDM in de voorgeschiedenis;
- een BMI > 30 (kg/m^2) bij de eerste prenatale controle;
- een eerder kind met een geboortegewicht > P95 of > 4500 gram;
- een eerstegraadsfamilielid met diabetes;
- bepaalde etnische groepen waarin diabetes veel voorkomt (Zuid-Aziaten, o.a. Hindoestanen, Afro-Caribiërs, vrouwen uit het Midden-Oosten, Marokko en Egypte);
- onverklaarde intra-uteriene vruchtdood in de voorgeschiedenis;
- polycysteus ovariumsyndroom (Lips e.a., 2010; De Valk, 2010).

Screening en diagnostiek bij GDM
Screening bij GDM dient te gebeuren bij vrouwen met de hiervoor genoemde risicofactoren (Lips e.a., 2010).

Screening in het eerste trimester (bij de eerste prenatale controle) wordt gedaan met een random, maar bij voorkeur met een nuchtere glucose. Indien afwijkend, wordt dit

Tabel 4.1 NVOG: fwijkende glucosewaarden.

75 grams OGTT	Veneus plasma (mmol/l)	Capillair volbloed (mmol/l)
nuchter	≥ 7,0	≥ 6,1
na 2 uur	≥ 7,8	≥ 7,8

Bron: Lips e.a., 2010.

gevolgd door een orale glucosetolerantietest (OGTT). Bij vrouwen met een GDM in de voorgeschiedenis, wordt geadviseerd om bij 16 weken een OGTT te verrichten. Indien de uitslag normaal is, dient de OGTT bij 24-28 weken te worden herhaald.

Screening in het tweede trimester (zwangerschapsduur 24-28 weken). Bij vrouwen met de genoemde risicofactoren worden in de praktijk vaak nuchtere of random glucosewaarden en/of dagcurves bepaald. De Nederlandse Vereniging voor Obstetrie en Gynaecologie (NVOG) geeft de voorkeur aan het gebruik van een 75 grams OGTT, de diagnose wordt gesteld bij ten minste één afwijkende waarde (tabel 4.1). Diagnostiek bij GDM (d.m.v. 75 grams OGTT) wordt verricht op indicatie, indien in het tweede of derde trimester een symptoom, zoals macrosomie of polydramnion, verdenking geeft op GDM (Lips e.a., 2010). De waarden in tabel 4.1 komen overeen met waarden uit de WHO-richtlijn uit 1999. In 2013 zijn de diagnostische criteria door de WHO herzien (WHO, 2013), maar deze worden in Nederland momenteel (eind 2014) (nog) niet gebruikt.

4.4   Complicaties

4.4.1   Complicaties bij de moeder

Bij preconceptionele diabetes mellitus (PDM)

Zwangere vrouwen met PDM hebben een verhoogd risico op ontregeling van de bloedglucoseregulatie.

Hypoglykemie komt vooral in de eerste helft van de zwangerschap veel voor. De insulinebehoefte daalt vaak tussen de 9e en 16e week. Daarnaast kunnen misselijkheid en braken een rol spelen.

In de tweede helft van de zwangerschap volgt een sterke stijging van de insulinebehoefte. Diabetische ketoacidose is tegenwoordig een zeldzame complicatie tijdens de zwangerschap (Track e.a., 2012).

Miskraam.
Het risico op een miskraam bij PDM is niet vergroot, tenzij de glucoseregulatie gestoord is.

Pre-eclampsie.
Vrouwen met DM type 1 hebben een grotere kans op het ontstaan van pre-eclampsie, vooral bij zwangerschapsduur > 34 weken; deze kans is ongeveer 12 procent.

De kans op pre-eclampsie is groter als de diabetes met meer vaatcomplicaties ge-paard gaat. De streefwaarde voor de bloeddruk (140/90 mmHg) is hetzelfde als voor zwangere vrouwen zonder diabetes.

Nefropathie.
Diabetes heeft gevolgen voor de zwangerschap. Microalbuminurie geeft een grotere kans op pre-ecplampsie en vroeggeboorte. Hypertensie versterkt dit effect. De zwan-gerschap heeft invloed op de diabetes. De zwangerschap bij vrouwen met een pre-existente microalbuminurie als teken van beginnende diabetische nefropathie (bij een normale creatinineklaring) gaat gepaard met een versterkte toename van de eiwituit-scheiding in vergelijking tot de fysiologische toename. Bij een deel van de patiënten ontstaat in het derde trimester een nefrotisch syndroom, dat na de partus verdwijnt.

De (beperkte) literatuurgegevens over patiënten met een ernstige diabetische nefropathie (proteïnurie en/of verminderde creatinineklaring) suggereren dat de kans op een zwangerschapsgerelateerde verslechtering van de nefropathie toeneemt naarmate de preconceptionele creatinineklaring lager is. Met andere woorden, een preconceptioneel verminderde creatinineklaring predisponeert tot verdere verslech-tering van de nierfunctie.

Neuropathie.
Er is geen relatie tussen neuropathie en de zwangerschapsuitkomst.

Retinopathie.
Retinopathie kan tijdens de zwangerschap ontstaan of verergeren. Snelle ver-betering van de glucoseregulatie verhoogt deze kans. Op de lange termijn heeft de zwangerschap geen negatief effect op de ontwikkeling van retinopathie (Lips e.a., 2010).

Schildklierafwijkingen.
Bij vrouwen met DM type 1 komen auto-immuunschildklieraandoeningen twee tot drie keer vaker voor. De meest voorkomende schildklieraandoeningen tijdens de zwangerschap zijn de auto-immuunhypothyreoïdie en postpartumthyreoïditis. Een adequate behandeling van een (subklinische) hypothyreoïdie is belangrijk voor de psychomotore ontwikkeling van het kind.

Vasculaire complicaties.
Zwangere vrouwen met vasculaire complicaties hebben een verhoogde kans op intra-uterine groeirestrictie.

Bij zwangerschapsdiabetes (GDM)

Alle perinatale complicaties die voorkomen bij PDM, komen ook bij GDM voor, maar dan met een verhoogde incidentie behalve aangeboren afwijkingen. Aangebo-ren afwijkingen komen echter wél weer vaker voor bij vrouwen bij wie de diagnose GDM werd gesteld in de eerste helft van de zwangerschap (Track e.a., 2012).

4.4.2   Complicaties bij het kind

Aangeboren (structurele) afwijkingen.
Bij zwangere vrouwen is de kans op een structurele afwijking bij het kind 2-3 procent. Bij zwangere vrouwen met PDM ligt deze kans tussen 2,7 en 16,8 procent. De incidentie is gerelateerd aan de glucoseregulatie vroeg in de zwangerschap. Structurele afwijkingen komen vaker voor bij een hogere HbA_{1c}-waarde in het eerste trimester: 6,3 procent bij een HbA_{1c} van 20-42 mmol/mol (4,0-6,0%), oplopend tot 12,9 procent bij een $HbA_{1c} > 53$ mmol/mol (7,0%). De meest voorkomende structurele afwijkingen zijn hartafwijkingen, urogenitale afwijkingen en neuraalbuisdefecten. Vrouwen met GDM bij wie aan het eind van het eerste trimester de glucosewaarde verhoogd is, hebben een groter risico op structurele afwijkingen bij het kind (Lips e.a., 2010).

Intra-uteriene sterfte.
Vóór een zwangerschapsduur van 35 weken is een intra-uteriene sterfte zeldzaam; het risico lijkt toe te nemen vanaf 38 weken. Het betreft vooral macrosome kinderen en waarschijnlijk spelen hierbij hoge en/of sterk fluctuerende maternale glucosewaarden een rol. Ook diabetische nefropathie, roken en een lagere sociale status zijn van invloed. In Nederlands onderzoek bleek het voor te komen bij 1 op 323 kinderen (Lips e.a., 2010).

Vroeggeboorte.
In Nederland wordt ongeveer een derde van de kinderen van vrouwen met DM type 1 prematuur geboren (zwangerschapsduur < 37 weken), meestal door medisch handelen. De bevalling kan ingeleid worden of er kan een keizersnede plaatsvinden (Lips e.a., 2010).

Macrosomie.
In Nederland heeft ongeveer de helft van de pasgeborenen van moeders met DM type 1 een geboortegewicht boven de P90, een kwart boven de P97,7 en 20 procent weegt meer dan 4000 gram. Strikte glucoseregulatie, vooral in het tweede trimester van de zwangerschap, lijkt bij te dragen aan een normale foetale groei. Ook bij GDM komt vaker macrosomie voor (Lips e.a., 2010).

Neonatale hypoglykemie.
Bij 64 procent van de pasgeborenen van moeders met DM type 1 komt neonatale hypoglykemie voor; bij pasgeborenen van moeders met DM2 bij 51 procent. Het komt vaker voor wanneer de glucoseregulatie tijdens de bevalling suboptimaal is. Bij GDM is de literatuur niet eensluidend over de vraag of er bij de pasgeborenen een verhoogde incidentie van hypoglykemieën bestaat. Er wordt geadviseerd om bij een met insuline behandelde GDM te screenen op hypoglykemie. Dit advies geldt ook bij een geboortegewicht > P90 (Lips e.a., 2010).

Overige neonatale complicaties.
Bij pasgeborenen van moeders met DM type 1 komen vaker (> 50%) neonatale complicaties voor, zoals schouderdystocie (de voorste schouder van het kind blijft tijdens de bevalling steken achter het schaambeen van de moeder), hyperbilirubinemie, ademhalingsproblemen, hypertrofische cardiomyopathie en zuurstofgebrek rond de geboor-

te (Lips e.a., 2010; De Valk, 2010).Ook bij pasgeborenen van moeders met GDM komt vaker schouderdystocie en neonatale hyperbilirubinemie voor (Lips e.a., 2010).

4.5 Behandeling

Het doel van de behandeling, zowel bij PDM als bij GDM, is het bereiken van near-normoglykemie. Een HbA_{1c}-waarde < 43 mmol/mol (6,1%) voor de zwangerschap wordt als optimaal beschouwd en een waarde < 53 mmol/mol (7,0%) als acceptabel. Gedurende de zwangerschap wordt er gestreefd naar een goede HbA_{1c}-waarde met een maximum van 53 mmol/mol (7%). Tijdens de zwangerschap dient het multidisciplinaire behandelteam in de tweede lijn te bestaan uit (in alfabetische volgorde) een diabetesverpleegkundige, diëtist, gynaecoloog, huisarts, internist, kinderarts en verloskundige (De Valk, 2010).[2] De behandeling bestaat altijd uit dieetinterventie, indien nodig aangevuld met insuline of orale medicatie.

4.5.1 Dieetbehandeling

Er zijn verschillende manieren om diabetes tijdens de zwangerschap te behandelen. Hoe dat gebeurt, hangt af van de soort diabetes. De behandeling vindt plaats in de tweede lijn, er wordt standaard verwezen naar het multidisciplinair behandelteam voor endocriene educatie, obstetrische evaluatie en behandeling.

De behandeling is gericht op:

• bereiken van normoglykemie;
• voorkomen van ernstige hypoglykemieën en ketose;
• realiseren van adequate gewichtstoename, gebaseerd op de BMI (par. 4.6.1).

De voeding moet bijdragen aan het welzijn van de foetus en de moeder, het bereiken van normoglykemie en het voorkomen van ketose. Wanneer de zwangerschap gepaard gaat met diabetes, is bijzondere aandacht voor de koolhydraat- en energievoorziening op zijn plaats.

Bij preconceptionele diabetes mellitus (PDM)

In het begin van de zwangerschap neemt de insulinebehoefte vaak af (tussen de 9e en 16e week), waardoor de kans op hypoglykemieën groter wordt (Track e.a., 2012). Bekendheid met het probleem, extra koolhydraatinneming voor het slapen gaan, aanpassing van het insulineregime en regelmatige controle van de bloedglucosespiegel zijn meestal toereikend om ernstige problemen te voorkomen.

Het is een moeilijk evenwicht tussen dosering van insuline, voeding en lichaamsbeweging in de setting van een steeds veranderende hormonale en metabole conditie samen met een groeiende foetus en met de dreiging van hypoglykemie. Normoglykemie is haast onmogelijk en near-normoglykemie is het hoogst haalbare. Dit moet ook met de vrouw (en haar partner) besproken worden om zo schuldgevoelens gerelateerd aan de bereikte glucoseregulatie te voorkomen.

In de tweede helft van de zwangerschap kan de insulinebehoefte fors stijgen, zelfs tot twee à drie keer de dagdosering van insuline van voor de zwangerschap (Kooy, 2010). Bijstellen van de koolhydraat-insulineratio is dan veelvuldig nodig. Afname van de insulinebehoefte aan het einde van de zwangerschap kan worden beschouwd als een fysiologisch fenomeen (Track e.a., 2012).

Bij zwangerschapsdiabetes (GDM)

Behandeling van GDM begint met een dieetadvies. Het advies is om minimaal twee keer per week een dagcurve te bepalen. Wanneer dit dieet niet binnen 1-2 weken leidt tot verbetering van de glucoseregulatie, weerspiegeld in de streefwaarden (nuchter glucose ≤ 5,3 mmol/l, de postprandiale 1-uurswaarde ≤ 7,8 mmol/l en/of de 2-uurswaarde ≤ 6,7 mmol/l capillair), moet glucoseverlagende medicatie worden voorgeschreven. Behandeling met insuline is nog steeds het middel van eerste keus, zeker in het eerste trimester van de zwangerschap. In het tweede trimester kan ook worden overwogen om eerst orale bloedglucoseverlagende medicatie te starten (Lips e.a., 2010).

De verdeling van de koolhydraten over de dag verschilt per individu en is afhankelijk van de postprandiale glucosewaarden. Een regelmatige verdeling van de koolhydraten, het vermijden van snel opneembare koolhydraten en koolhydraatpieken per eetmoment en een min of meer vaste hoeveelheid van koolhydraten per eetmoment zijn algemene richtlijnen.

Aandacht voor koolhydraatrijke dranken is belangrijk, aangezien veel vrouwen voor de diagnose gewend zijn om veel koolhydraatrijke dranken te drinken.

Energie
Tijdens de zwangerschap is de energiebehoefte verhoogd. Dit wordt veroorzaakt door de groei van weefsels en de toegenomen stofwisseling. Tijdens het eerste trimester is de extra energiebehoefte 0,2 MJ (± 50 Kcal) per dag, tijdens het tweede trimester 0,9 MJ (± 200 Kcal) per dag en tijdens het derde trimester 2,6 MJ (± 600 Kcal) per dag (Artsenwijzer diëtetiek, 2014).

Koolhydraten
Aanbevolen wordt een voeding met minimaal 40 energieprocent koolhydraten te gebruiken (NDF, 2010).

In Nederlandse literatuur worden geen hoeveelheden koolhydraten genoemd, de neiging om de koolhydraten te beperken (en hiermee vaak ook de energie) om goede glucosewaarden te bereiken is begrijpelijk. In buitenlandse literatuur wordt minimaal 175 gram per dag voor zwangere vrouwen aanbevolen (Institute of Medicine, 2002). Om ketose te voorkomen en voor een goede foetale hersenfunctie en -ontwikkeling zou minimaal 175 gram per dag noodzakelijk zijn (Reader, 2007).

Om inzicht te verkrijgen in de relatie tussen koolhydraten en bloedglucosewaarden, is het zinvol om een eetdagboek te laten bijhouden. De bloedglucosewaarden van zowel voor als één of twee uur na de maaltijd zijn noodzakelijk. Aanbevolen wordt om de hoeveelheid koolhydraten te verdelen over drie hoofdmaaltijden en twee tot vier tussenmaaltijden.

De insulineresistentie kan gedurende de zwangerschap toenemen, waardoor het lichaam anders kan gaan reageren op koolhydraten, zeker in de ochtend omdat dan de hormoonspiegels (cortisol en groeihormoon) verhoogd zijn. Als blijkt dat de hyperglykemie vooral in de ochtend plaatsvindt, kan de hoeveelheid koolhydraten bij het ontbijt beperkt worden tot 15-30 gram, waarna de rest van de koolhydraten regelmatig over de dag verdeeld wordt (Uplinger, 2009). Het kan daarom zinvol zijn om gedurende de zwangerschap het bijhouden van het eetdagboek te herhalen. Het is belangrijk de balans te vinden tussen koolhydrateninname, lichamelijke inspanning, stress en eventueel insulinegebruik.

Naast de hoeveelheid koolhydraten en de verdeling ervan over de dag, zijn er andere factoren met betrekking tot voeding die invloed hebben op de glucosewaarden. Wanneer er gebruik wordt gemaakt van de toepassing van producten met een lage glykemische index (GI), dient er rekening te worden gehouden met:

- de hoeveelheid en het soort voedingsmiddel;
- de bereidingswijze en samenstelling van de maaltijd;
- de maagledigingssnelheid (beïnvloed door onder meer vochtgebruik tijdens de maaltijd en eventuele autonome neuropathie) (NDF, 2010).

Aandachtspunten bij gebruik van de insulinepomp:

- maaltijden die veel vet en/of eiwit bevatten moeten ook gedekt worden door extra insuline; het mechanisme hierachter is nog onbekend;
- absorptie van de koolhydraten hangt af van het voedingsmiddel en de combinatie waarin het gegeten wordt; een maaltijd die veel vet bevat, zoals patat, vertraagt bijvoorbeeld de opname van koolhydraten (Pankwoska e.a., 2009; Lappenschaar, 2010).

4.5.2 Medicatie

Insuline

De verschillende soorten insuline en hun werking staan in Tabel 4.2.

Bij diabetes type 1 is een intensief insulineschema (combinatie van middellangwerkend en ultrakortwerkend insuline) de meest praktische benadering.

Vrouwen met een kinderwens die met orale bloedglucoseverlagende middelen worden behandeld, zullen in het algemeen voor de conceptie ingesteld moeten worden op insuline. Dan gelden dezelfde adviezen en richtlijnen als bij een preconceptioneel reeds bekende diabetes (Track e.a., 2012).

Bij diabetes type 2 en diabetes gravidarum is behandeling met insuline nog steeds het middel van eerste keus, zeker in het eerste trimester van de zwangerschap (Lips e.a., 2010). Er kan begonnen worden met alleen middellangwerkend insuline of met alleen ultrakortwerkend insuline bij (sommige) maaltijden. De grootte c.q. groei van de foetus, met name wanneer deze asymmetrisch is (de buikomvang groeit sneller dan de andere maten), kan als bijkomende parameter gebruikt worden voor de beslissing met insuline te starten (Track e.a., 2012). De afstemming vindt plaats in overleg met de internist en diabetesverpleegkundige.

Tabel 4.2 Soort insuline en werking.

Werking	Insuline	Intrede effect	Optimale werking	Werkingsduur
ultrakortwerkend	Humalog® Novorapid®	10-20	1-3 uur	3-5 uur
niet geregistreerd in zwangerschap	Apidra®	minuten		
middellang of verlengd werkend	Humuline NPH® Insulatard® Insuman Basal®	1-2 uur	4-12 uur	2-24 uur
Langwerkende analoge insuline: niet geregistreerd in zwangerschap	Lantus® Levemir®	1 uur	geen piek	tot circa 24 uur

Orale bloedglucoseverlagende medicatie

Bij GDM kan in het tweede timester overwogen worden om metformine of glibenclamide in een beperkt aantal gevallen toe te passen. Beide middelen zijn niet geregistreerd voor gebruik in de zwangerschap (Lips e.a., 2010).

4.5.3 Insulinepomp en monitoring via sensor bij preconceptionele diabetes mellitus (PDM)

Insuline kan op verschillende manieren worden toegediend: met een insulinepen of met een insulinepomp. Een insulinepomp wordt vooral gebruikt door mensen met diabetes type 1. Het is een klein apparaat dat aan het lichaam bevestigd zit met een naaldje. De meeste pompen hebben een dun slangetje waardoor de insuline wordt afgegeven. De nieuwere pompjes zitten op de huid geplakt, geven direct insuline af en hebben een afstandsbediening. De pomp geeft het hele etmaal ultrakortwerkende insuline volgens een vooraf ingesteld programma, dat per uur kan variëren.

Bij een maaltijd of tussenmaaltijd met koolhydraten moet een bolus (extra insuline) worden toegediend. Er zijn verschillende bolussen: standaardbolus, vertraagde bolus/square wave en multiwave bolus/dual wave. Hiermee kan op specifieke omstandigheden van de zwangere worden ingespeeld.

Tevens heeft de pomp een boluswizard/boluscalculator: een rekenprogramma, waarin de persoonlijke gegevens ingevoerd moeten worden om de juiste bolus te berekenen. Deze gegevens zijn onder andere de koolhydraat-insulineratio en de insulinegevoeligheidsfactoren. Wanneer de gemeten glucosewaarde en de hoeveelheid koolhydraten worden ingevoerd, berekent de pomp de (advies)bolus. Daarbij wordt rekening gehouden met de eventuele hoeveelheid insuline die nog werkzaam is in het lichaam.

Een nieuwe controlemogelijkheid is continue glucosemonitoring (CGM) in subcutaan weefselvocht, waarbij een sensor gekoppeld is aan een opslagapparaatje. Inmiddels is het mogelijk de waarden in 'real time', dus tijdens de meting, af te lezen. De sensor bestaat uit een met een glucoseafhankelijk enzym geïmpregneerde

naald die in de subcutis gestoken wordt en die door middel van een dunne kathe-
ter verbonden is aan een transmitter. De enzymreactie op de naald genereert een
elektrisch signaal, waarvan de sterkte gerelateerd is aan de glucoseconcentratie. De
transmitter stuurt de gegevens via een infraroodverbinding naar een display op een
apart apparaatje of op de insulinepomp.

De real-time CGM is beschikbaar voor zwangere vrouwen met preconceptionele
diabetes. In het algemeen geldt dat de patiënt geschikt moet zijn voor een dergelijke zeer intensieve en op momenten confronterende real-time CGM en dat het
diabetesteam aan een aantal kwaliteitscriteria voldoet (Track e.a., 2012). Er is een
belangrijke rol voor de diëtist weggelegd bij het beoordelen van de uploads van de
real-time CGM in combinatie met het eetdagboek. In verband met de veranderde insulinebehoefte tijdens de zwangerschap kan het voorkomen dat ook de koolhydraat-
insulineratio moet worden bijgesteld.

4.5.4   Monitoring laboratoriumgegevens

Bij preconceptionele diabetes mellitus (PDM)

Het doel is om een maximale HbA_{1c}-waarde van 53 mmol/mol (7%) na te streven.
Hiermee is er aan de ene kant een relatief laag risico op aangeboren afwijkingen
en aan de andere kant een acceptabel risico op hypoglykemie. Een goede HbA_{1c}-
waarde is echter geen garantie dat er geen afwijking zal optreden. Ook bij een goed
HbA_{1c} kan er sprake zijn van glucosevariabiliteit, glykemische pieken en dalen die
een rol kunnen spelen bij het ontstaan van embryopathie. De HbA_{1c}-waarde is dan
ook geen goede afspiegeling van de complexiteit van de glucoseregulatie.

Het is goed om je te realiseren dat de HbA_{1c}-waarde fysiologisch tijdens de
zwangerschap met gemiddeld 4 mmol/mol (0,4%) daalt (Track e.a., 2012). Optima-
le glykemische controle voor en tijdens de zwangerschap is dus van groot belang.
In het algemeen wordt gestreefd naar nuchtere en preprandiale glucosewaarden van
4 mmol/l en postprandiale glucosewaarden van maximaal 7 mmol/l (Track e.a.,
2012).Aangezien de periode van embryopathie deels ligt in de weken dat de vrouw
nog niet weet of kan weten dat zij zwanger is, moet al voor de conceptie gestreefd
worden naar zo normaal mogelijke bloedglucosewaarden (Track e.a., 2012).

Bij zwangerschapsdiabetes (GDM)

Behandeling van GDM vindt plaats in de tweede lijn en begint met een dieetadvies.
Wanneer dit dieet binnen 1-2 weken na starten niet leidt tot een verbetering van de
glucoseregulatie, weerspiegeld in de streefwaarden (nuchter glucose ≤ 5,3 mmol/l,
de postprandiale 1-uurswaarde ≤ 7,8 mmol en/of de 2-uurswaarde ≤ 6,7 mmol/l
capillair) moet glucoseverlagende medicatie worden voorgeschreven.

4.6   Voedingsgerelateerde aandachtspunten tijdens de zwangerschap

4.6.1   gewichtsverloop

Geadviseerde gewichtstoename, gebaseerd op preconceptionele BMI (Artsenwijzer diëtetiek, 2014):

- 12,5-18 kg bij BMI < 18,5 kg/m² (ondergewicht);
- 11,5-16 kg bij BMI 18,5-25 kg/m² (normaal gewicht);
- 7-11,5 kg bij BMI 25-30 kg/m² (overgewicht);
- 5-9 kg bij BMI > 30 kg/m² (obesitas).

4.6.2   misselijkheid, voedselvoorkeuren en aversies

Misselijkheid en braken komen tijdens de zwangerschap veelvuldig voor als gevolg van hormonale veranderingen (Davis, 2004). Onvolwaardige voeding kan een gevolg zijn. Soms is het nodig om de hoeveelheid insuline aan te passen als er vaker op de dag wordt gegeten of indien er maaltijden worden overgeslagen. Het advies luidt: frequente, kleine maaltijden op geleide van tolerantie (Artsenwijzer diëtetiek, 2014).

4.6.3   Voedselvoorkeuren en -aversies

Veel vrouwen krijgen tijdens de zwangerschap veranderende voedselaversies en voedselvoorkeuren. Meestal hebben deze vrouwen een aversie tegen sterk ruikende en sterk gekruide producten. Indien een zwangere veel fruit, vruchtensappen, snoep en chocolade gebruikt, is het raadzaam om deze producten te beperken in verband met de invloed ervan op de glucosespiegel.

4.7   De bevalling en daarna

4.7.1   Tijdstip en wijze van bevallen

Bij afwezigheid van risicofactoren is het advies de bevalling te laten plaatsvinden bij een zwangerschapsduur van 38-40 weken. Bij macrosomie, intra-uteriene groeirestrictie en matige glucoseregulatie kan eerder ingeleid worden of kan een keizersnede verricht worden. Ongeveer 30 procent van de zwangerschappen van vrouwen met GDM eindigt in een sectio; bij vrouwen met DM1 of DM2 kan dit oplopen tot 45 procent (normale populatie 12 procent).

Tijdens de bevalling moet de glucose frequent worden gecontroleerd en wordt gestreefd naar waarden tussen 4 en 8 mmol/l capillair ter voorkoming van zowel maternale ketoacidose als neonatale hypoglykemie.

4.7.2 Insulinebehoefte na de bevalling

Bij vrouwen met DM type 1 neemt de insulinegevoeligheid direct na de bevalling meestal sterk toe. Dit betekent dat de insulinedosis kan worden verlaagd, waarbij de mate van verlaging per vrouw sterk kan verschillen.

Bij vrouwen met DM type 2 die tijdens de zwangerschap met insuline werden behandeld, geldt dat na de bevalling de insuline kan worden gestopt. Bij plasmaglucosewaarden > 10 mmol/l kan weer worden gestart met glucoseverlagende behandeling.

Bij vrouwen met GDM kan de medicatie na de bevalling gestopt worden. Ze dienen zes weken postpartum een nuchtere glucosecontrole te krijgen ter uitsluiting van persisterende hyperglykemie. Vanwege een verhoogde kans op DM type 2 – na een GDM een kans van 50 procent in de volgende vijf jaar – is jaarlijkse controle op diabetes geïndiceerd.

4.7.3 Borstvoeding

Borstvoeding moet, net als bij vrouwen zonder diabetes, worden gestimuleerd. Borstvoeding geeft bij DM type 1 een groter risico op hypoglykemie. Bij DM type 2 zijn metformine en glibenclamide toegestaan tijdens het geven van borstvoeding (Lips e.a., 2010).

4.8 Conclusies voor de praktijk

Het belangrijkste doel van de behandeling van diabetes voor en tijdens de zwangerschap is het normaliseren van de bloedglucosewaarden. Voor een optimaal resultaat bij zowel zwangere vrouwen met diabetes mellitus als vrouwen met diabetes gravidarum dienen deze vrouwen goede voorlichting te krijgen. Uiteraard moeten zij die adviezen kunnen integreren in hun dagelijks leven. De diëtist speelt hierbij een belangrijke rol. Educatie en zelfcontrole van de bloedglucosewaarden vormen een belangrijk onderdeel van de multidisciplinaire behandeling.

Referenties

Artsenwijzer diëtetiek. Nederlandse Vereniging van Diëtisten, 2014.

Crowther CA, Hiller JE, Moss JR, McPhee AJ, Jeffries WS, Robinson JS. Effect of treatment of gestational diabetes mellitus on pregnancy outcomes. New Engl J Med 2005;24:2477–86.

Davis M. Nausea and vomiting of pregnancy: an evidence-bases review. J perinat Neonatal Nurse 2004;18.

Institute of Medicine. Dietary reference intakes: energy, carbohydrate, fibre, fat, fatty acids, cholesterol, protein and amino acids. Washington: National Academies Press, 2002.

Kooy A. Diabetes Melliltus, diagnostiek, complicaties en behandeling, tweede druk. Houten/De Wijk: Prelum Uitgevers/OmniCura, 2010.

Landon MB, Spong CY, Thom E, Carpenter MW, Ramin SM, Casey B, Wapner RJ, Varner MW, e.a. Eunice Kennedy Shriver National Institute of Child Health and Human Development Maternal-Fetal Medicine Units Network. A multicenter, randomized trial of treatment for mild gestational diabetes. N Engl J Med 2009;361:1339–48.

Lappenschaar T. DNO-nieuws 2010;13.

Lips JP, Visser GHA, Peeters LLH, Hajenius PJ, Pajkrt E, Evers IM. Nederlandse Vereniging voor Obstetrie en Gynaecologie. Richtlijn Diabetes Mellitus en zwangerschap. Utrecht: NVOG, 2010.

Metzger e.a. Hyperglycaemia and Adverse Pregnancy Outcomes (HAPO). N Eng J Med 2008;358(19):1991–2002.

NDF. Voedingsrichtlijnen voor diabetes type 1 en 2. Amersfoort: Nederlandse Diabetes Federatie, 2010.

Pankwoska E e.a. Application of novel dual wave meal bolus and its impact on glucated hemoglobin A1c level in children with type 1 diabetes. Pediatric Diabetes 2009:10:298–303.

Reader DM. Medical nutrition therapy and lifestyle interventions. Diabetes care 2007;30(Suppl 2):S1 88-93. PubMed PMID:17596470 Epub 2008/02-27.eng.

Track CJ, Diamant M, Koning EJP de. Handboek Diabetes mellitus, vierde herziene druk. Utrecht: De Tijdstroom, 2012.

Uplinger N. The controversy continues. Nutritional management of the pregnancy complicated by diabetes. Current diabetes reports 2009;9(4):291–5.

Valk HW de, voorzitter werkgroep. NDF Zorgstandaard: Addendum Diabetes en Zwangerschap. Amersfoort: Nederlandse Diabetes Federatie, 2010.

Valk HW de, Jonge A de, Lips JP, Peeters LLH, Sluisveld ILL, Veeze HJ, Visser GHA, Visser W, Wessels HC, Jorna ATM. Richtlijn Diabetes en zwangerschap. Utrecht: Nederlandse Internisten Vereeniging, 2007.

World Health Organization. Diagnostic Criteria and Classification of Hyperglycaemia First Detected in Pregnancy. Geneva: WHO Press, 2013.

Hoofdstuk 5
Koolhydraten

M.G. Priebe, R.E. Hagedoorn, S. Tabak en R.J. Vonk

December 2014

Samenvatting In dit hoofdstuk worden de koolhydraten (inclusief voedingsvezel) besproken, een van de macrovoedingsstoffen. Vooral aspecten die voor diëtisten en voedingsdeskundigen relevant zijn, komen aan de orde. Koolhydraten worden onderverdeeld in drie hoofdgroepen: mono- en disachariden, oligosachariden en polysachariden. Van deze hoofdgroepen worden de chemische structuur, de functie in het menselijk lichaam en de bronnen besproken. Vervolgens wordt ingegaan op de koolhydraatvertering in de dunne darm en de factoren die daarop van invloed zijn. Daarna komen de metabole processen aan de orde die plaatsvinden na intestinale absorptie van monosachariden. Verder wordt stilgestaan bij de fermentatie van koolhydraten in de dikke darm en de metabole effecten hiervan. Tot slot wordt ingegaan op de aanbevolen hoeveelheden en de huidige inname van koolhydraten volgens de meest recente voedselconsumptiepeiling.

5.1 Inleiding

Koolhydraten spelen een belangrijke rol bij de energievoorziening van het lichaam. Na vertering en absorptie in de dunne darm beïnvloeden koolhydraten onder andere de glucose-, de insuline- en de lipidenconcentratie in het bloed. Frequent en/of langdurig te hoge concentraties hiervan kunnen leiden tot schade aan diverse organen. Niet-verteerbare koolhydraten worden (gedeeltelijk) in het colon gefermenteerd door de daar aanwezige microbiota. Koolhydraten verschillen in chemische structuur. Vertering, metabolisme en biologische effecten kunnen worden beïnvloed door

M.G. Priebe (✉)
voedingsdeskundige, epidemioloog, Universitair Medisch Centrum Groningen, Groningen, The Netherlands

R.E. Hagedoorn
arts, Universitair Medisch Centrum Groningen, Groningen, The Netherlands

S. Tabak
Diëtist, Universiteir Medisch Centrum Groningen, Groningen, The Netherlands

R.J. Vonk
biochemicus, Universitair Medisch Centrum Groningen, Groningen, The Netherlands

© 2014 Bohn Stafleu van Loghum, onderdeel van Springer Media BV
M. Former (Red.), *Informatorium voor Voeding en Diëtetiek,*
DOI 10.1007/978-90-368-0713-5_5

zowel het type koolhydraat als de voorbewerking en de hoeveelheid van het koolhydraat. In dit hoofdstuk worden deze aspecten nader toegelicht.

5.2   Koolhydraten: definitie, structuur, functie en bronnen

5.2.1   Definitie van koolhydraten

Koolhydraten komen in grote hoeveelheden in de voeding voor. Het zijn chemische verbindingen met de algemene structuurformule $(CH_2O)n$. Er zijn verschillende manieren om koolhydraten te classificeren. In dit hoofdstuk is ervoor gekozen de indeling van Cummings e.a. (1997) aan te houden, waarin de koolhydraten worden ingedeeld in drie hoofdgroepen (Tabel 5.1):

*   mono- en disachariden (suikers);
*   oligosachariden;
*   polysachariden (inclusief voedingsvezels).

Tabel 5.1 Indeling van koolhydraten

Hoofdgroepen	Subgroepen	Fysiologie
suikers (1–2*)	monosachariden: • glucose • fructose	• absorbeerbaar • glucose: GI 100, fructose: GI 21
	disachariden: • sacharose • maltose • trehalose • lactose	• absorbeerbaar • sacharose: GI 60, lactose: GI 43 • lactose is slecht verteerbaar voor een groot gedeelte van de wereldbevolking
	suikeralcoholen: • sorbitol • maltitol • lactitol	• slecht absorbeerbaar
oligosachariden (3–10*)	malto-oligosachariden (a-glucan)	• in verschillende mate verteerbaar
	andere oligosachariden: • fructo-oligosachariden • galacto-oligosachariden	• niet verteerbaar; fermenteerbaar
polysachariden (> 10*)	zetmeel (a-glucan)	• in verschillende mate verteerbaar • GI varieert
	non-starch-polysachariden (NSP)	• afkomstig uit celwand: grotendeels fermenteerbaar • niet afkomstig uit celwand: fermenteerbaarheid variabel

* Aantallen monosachariden

5.2.2 Chemische structuur van koolhydraten

Mono- en disachariden (suikers)

Tot de suikers behoren monosachariden, disachariden en suikeralcoholen. Suikers zijn goed in water oplosbaar en kunnen vrij snel door menselijke spijsverteringsenzymen worden verteerd en geabsorbeerd. Monosachariden of enkelvoudige suikers vormen de basiseenheden van di-, oligo- en polysachariden. De monosachariden die in de voeding voorkomen zijn hexosen; ze bevatten zes koolstofatomen. Onderscheiden worden: glucose (dextrose of druivensuiker), fructose (vruchtensuiker) en galactose.

5.2.3 Oligosachariden

Oligosachariden zijn koolhydraten opgebouwd uit minimaal drie en maximaal tien monosachariden. Malto-oligosachariden worden verteerd in de dunne darm. Fructo-oligosachariden en galacto-oligosachariden daarentegen zijn niet verteerbaar, maar worden door de microbiota in het colon afgebroken (par. 5).

5.2.4 Polysachariden (inclusief voedingsvezel)

Polysachariden zijn polymeren van vele tientallen tot duizenden monosachariden. Polysachariden zijn overwegend slecht of niet oplosbaar in water en kunnen worden onderverdeeld in twee groepen: zetmeel en 'non-starch'-polysachariden. Zetmeel is verreweg de bekendste polysacharide in de voeding: 80 tot 90 procent van de polysachariden wordt in de vorm van zetmeel ingenomen. Beide groepen worden hierna toegelicht.

Zetmeel

Zetmeel (a-glucan) is opgebouwd uit vertakte en onvertakte glucoseketens, respectievelijk amylopectine en amylose. De glucosemoleculen van amylopectine zijn door middel van 1,4-a-glucosidische en 1,6-a-glucosidische bindingen aan elkaar gekoppeld. In amylose zijn de glucosemoleculen door 1,4-a-glucosidische bindingen aan elkaar gekoppeld (Figuur 5.1). Zetmeel bestaat voor het grootste gedeelte uit amylopectine en voor een kleiner deel uit amylose.

Zetmeel en afbraakproducten van zetmeel die niet worden geabsorbeerd in de dunne darm van gezonde personen, worden resistent zetmeel ('resistent starch', RS) genoemd (Euresta, 1992). RS wordt onderverdeeld in drie groepen; iedere groep is om een andere reden niet verteerbaar.

- RS1 is zetmeel dat fysiek ontoegankelijk is voor amylase doordat het zetmeel is ingesloten in een nog intacte celstructuur of is samengeperst. Dit type zetmeel komt voor in graanproducten met hele of gebroken granen, peulvruchten en spaghetti.

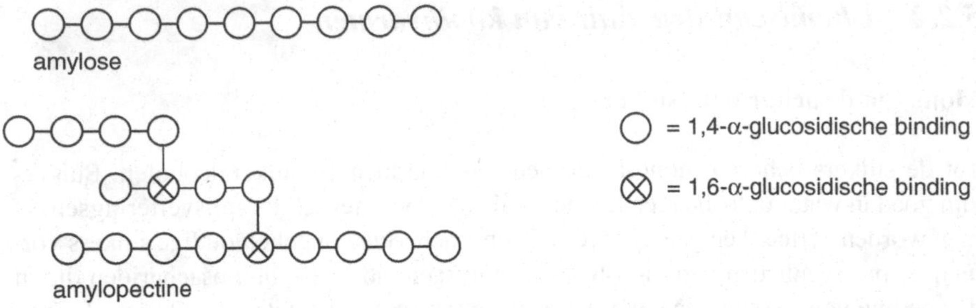

Figuur 5.1 Structuur van zetmeel.

- RS2 is rauw zetmeel. Bepaalde rauwe zetmeelgranula (korrels) worden niet af-gebroken door amylase. De mate van afbraak is gerelateerd aan de structuur en samenstelling van de zetmeelgranula. Er zijn drie verschillende structuren (A, B en C), waarvan de kristallijne vorm van zetmeel in granen (tarwe en maïs) (structuur A) toegankelijk is voor amylase. De kristallijne structuur van zetmeel in aardappelen en bananen (structuur B) en in peulvruchten (structuur C) belemmert de toegankelijkheid van amylase zodanig dat deze zetmeelkorrels in rauwe vorm niet kunnen worden verteerd.
- RS3 is geretrogradeerd zetmeel. Dit wordt gevormd tijdens het afkoelen van gegelatiniseerd (in waterige omgeving verhit) zetmeel. Hierbij ontstaat, vooral in amylose, een nieuwe structuur, die niet door verteringsenzymen verbroken kan worden. Retrogradatie vindt plaats in brood, gebak, cornflakes en bij gekookte en daarna afgekoelde aardappelen.

Wanneer natuurlijk zetmeel industrieel bewerkt wordt, ontstaat gemodificeerd zetmeel. Zo kan zetmeel gedeeltelijke gehydrolyseerd, voorgekookt of met chemicaliën behandeld worden, waardoor de zetmeelstructuur wordt gewijzigd. Het doel is voedingsmiddelen te verkrijgen met aantrekkelijke eigenschappen wat betreft structuur of oplosbaarheid. Op deze manier wordt beter aan de wensen van de levensmiddelenindustrie voldaan. Gemodificeerd zetmeel is in verschillende mate verteerbaar, afhankelijk van de bewerking. Kant-en-klare sauzen en mayonaise zijn voorbeelden van voedingsmiddelen waarin gemodificeerd zetmeel is verwerkt.

Voedingsvezels ofwel non starch-polysachariden

Non-starch-polysachariden (NSP) worden ook wel voedingsvezels genoemd. In dit hoofdstuk wordt de volgende definitie van voedingsvezels gehanteerd: verzamel-naam van de voor de menselijke spijsverteringsenzymen onverteerbare plantaardige polysachariden en lignine die in de voeding voorkomen, exclusief resistent zetmeel en onverteerbare oligosachariden.

NSP's kunnen worden onderverdeeld in NSP's die uit de celwand van planten af-komstig zijn, zoals cellulose en hemicellulose, en een kleinere groep die niet uit de celwand van planten afkomstig is, waaronder inuline (een polymeer van fructose), ispaghula (psyllium) en guar.

Voedingsvezels kunnen ook onderverdeeld worden in oplosbare en onoplosbare voedingsvezels. De meeste voedingsvezels zijn onoplosbaar (lignine, cellulose en hemicellulose (gedeeltelijk). Tot de groep oplosbare voedingsvezels behoren pectine, b-glucanen (bijv. in haver en gerst), slijmstoffen (bijv. in psyllium), gommen (bijv. guar), inuline en polysachariden uit zeewier (bijv. agar). Deze voedingsvezels zijn viskeus of gelvormend en door bacteriën in het colon afbreekbaar.

5.2.5 Functie van koolhydraten

Koolhydraten hebben verschillende functies.

Ten eerste zijn koolhydraten belangrijke energieleveranciers: 1 g koolhydraat levert 17 kJ of 4 kcal.

Ten tweede hebben koolhydraten invloed op het verzadigingsgevoel en de voedselinname. Er wordt aangenomen dat het verzadigend effect van koolhydraten minder is dan dat van eiwitten, maar groter dan dat van vet. Het effect van koolhydraten op de voedselinname wordt waarschijnlijk niet alleen veroorzaakt door veranderingen in glucose- en insulineconcentraties in het bloed, er lijken ook andere signaalstoffen (bijv. GLP-1, GIP, amyline) bij betrokken te zijn.

Ten derde beïnvloeden koolhydraten na vertering en absorptie in de dunne darm onder andere de bloedglucose-, de insuline- en de bloedlipidenconcentratie. Frequent en/of langdurig te hoge concentraties hiervan kunnen leiden tot orgaanschade. De snelheid en mate van vertering en absorptie van koolhydraten is een belangrijke factor die de bloedglucose- en insulineconcentraties beïnvloedt (par. 3).

Ten vierde kunnen koolhydraten in het colon door de daar aanwezige microbiota worden afgebroken; dit proces wordt fermentatie genoemd. De fermentatie van koolhydraten heeft invloed op de darmfunctie en de hierbij gevormde metabolieten kunnen bijdragen aan de energiestofwisseling en diverse metabole processen in het lichaam beïnvloeden (par. 5).

5.2.6 Bronnen van koolhydraten

Koolhydraten komen in veel voedingsmiddelen voor (Tabel 5.2). Zo is fruit een bron van fructose en ook glucose komt in een aantal fruitsoorten, waaronder druiven voor. Galactose komt als zodanig niet in natuurlijke voedingsmiddelen voor.

Van de disachariden in de voeding neemt sacharose, dat voorkomt in suikerbiet en suikerriet, een belangrijke plaats in. Sacharose heeft een functie als zoetmiddel voor huishoudelijk gebruik en wordt ook toegevoegd aan industrieel bereide voedingsmiddelen, zoals koek, gebak, frisdrank, zoet broodbeleg en snoep.

Een andere belangrijke disacharide in de voeding, lactose, komt vooral voor in melk en melkproducten (uitgezonderd Nederlandse kaas). Lactose heeft in tegenstelling tot sacharose een weinig zoete smaak.

Maltose komt uitsluitend voor in kiemende zaden en bier. Niet-verteerbare oligosachariden komen onder meer voor in peulvruchten en een aantal groente- en fruitsoorten, waaronder prei, uien, knoflook en bananen.

Tabel 5.2 Bronnen van koolhydraten

Koolhydraat	Bronnen
glucose	fruit (druiven)
fructose	fruit
sacharose	riet- en bietsuiker, koek, gebak, snoep, frisdrank, zoet beleg
lactose	melk- en melkproducten (m.u.v. Nederlandse kaas)
maltose	bier, kiemende zaden
niet-verteerbare oligosachariden	peulvruchten, prei, uien, knoflook, bananen
zetmeel	brood, rijst, pasta, peulvruchten
resistent zetmeel	spaghetti, peulvruchten, aardappelen, bananen, brood, gebak, cornflakes
oplosbare voedingsvezels	groente, fruit, peulvruchten, haver, gerst
onoplosbare voedingsvezels	volkoren brood, roggebrood, muesli, zilvervliesrijst

Zetmeelrijke voedingsmiddelen zijn brood en andere graanproducten, aardappelen, rijst, pasta en peulvruchten. Bronnen van resistent zetmeel zijn, zoals gezegd, hele of gebroken granen, spaghetti, peulvruchten, aardappelen, bananen, brood, gebak en cornflakes. Oplosbare voedingsvezels komen voor in groente, fruit, peulvruchten, haver en gerst. Volkorenproducten, zoals volkorenbrood, roggebrood, muesli en zilvervliesrijst, bevatten vooral onoplosbare voedingsvezels.

Hoe sterker het voedingsmiddel geraffineerd is, des te lager is het gehalte aan voedingsvezel. Zo is het vezelgehalte in witbrood lager dan in volkorenbrood en in witte rijst lager dan in zilvervliesrijst. Bovendien hebben volkorenproducten een hoger gehalte aan vitaminen, mineralen en andere bioactieve stoffen dan geraffineerde graanproducten. De suikeralcoholen xylitol en sorbitol hebben een functie als zoetmiddel in onder meer 'light'-producten. Deze suikeralcoholen hebben als voordeel dat ze minder cariogeen zijn dan mono- en disachariden.

5.3 Vertering en absorptie in de dunne darm

5.3.1 Vertering

Koolhydraten moeten gesplitst worden in monosachariden voordat ze geabsorbeerd kunnen worden. De splitsing of hydrolyse van koolhydraten begint in de mond onder invloed van het enzym a-amylase, dat door de speekselklieren wordt uitgescheiden. De inwerkingstijd is echter kort en het enzym verliest in het zure milieu van de maag zijn werking. De hydrolyse van koolhydraten vindt dan ook voornamelijk plaats in de dunne darm, waar a-amylase afkomstig uit de pancreas in het darmlumen aanwezig is. α-amylase verbreekt de 1,4-α-glucosidische bindingen van amylose en amylopectine, waarbij maltose, isomaltose, maltotriose en α-dextrinen (vertakte oligosachariden afkomstig van amylopectine) ontstaan.

Glucoseketens die β-glucosidische bindingen bevatten (cellulose) of oligosachariden, opgebouwd uit fructose of galactose, kunnen niet door α-amylase worden gesplitst en bereiken dus onverteerd het colon.

5.3.2 Absorptie

Glucosidasen die in de borstelzoom van de dunne darm gelokaliseerd zijn, splitsen de brokstukken die na inwerking van α-amylase zijn ontstaan en tevens de uit de voeding afkomstige disachariden sacharose, maltose en lactose. De belangrijkste glucosidasen zijn maltase-glucoamylase, lactase en sucrase-isomaltase. De splitsingsproducten van deze glucosidasen zijn de monosachariden glucose, galactose en fructose.

De hoeveelheid glucosidasen in de darmwand neemt toe van duodenum tot jejunum, en neemt af van jejunum tot ileum. Daarnaast is de concentratie van deze glucosidasen en van het pancreasamylase afhankelijk van de hoeveelheid geconsumeerde koolhydraten. Een hogere consumptie van koolhydraten leidt tot een grotere hoeveelheid enzymen. De activiteit van het enzym lactase is echter niet te beïnvloeden door meer lactose in te nemen.

Glucosidasen zijn in de borstelzoom van de enterocyten gelokaliseerd, dicht bij de transporteiwitten voor monosachariden. Zowel glucose als galactose worden actief uit de darm opgenomen via de natriumafhankelijke SGLT-transporter. Fructose wordt met behulp van het energie-onafhankelijk transportsysteem Glut-5 geabsorbeerd.

Monosachariden die na splitsing van een disacharide vrijkomen, lijken sneller geabsorbeerd te worden dan vrije monosachariden. De hydrolysesnelheid is dus niet de beperkende factor voor hun opname, op één uitzondering na: de snelheid van splitsing van lactose is bepalend voor de snelheid waarmee de splitsingssproducten van dit disacharide kunnen worden geabsorbeerd.

De suikeralcoholen sorbitol en xylitol worden door passieve diffusie relatief langzaam opgenomen.

5.3.3 Factoren die de koolhydraatvertering beïnvloeden

Een niet-geringe hoeveelheid koolhydraten lijkt onverteerd het colon te bereiken. Factoren die de koolhydraatvertering beïnvloeden zijn onder te verdelen in intrinsieke factoren (eigenschappen van het voedsel) (Bjorck e.a., 1994) en extrinsieke factoren.

Intrinsieke factoren

Fysieke vorm van zetmeel

De mate en snelheid van vertering van zetmeel is met name afhankelijk van hoe snel het enzym α-amylase de glucoseketens kan bereiken. De toegankelijkheid van amylase wordt bijvoorbeeld belemmerd als zetmeel is ingesloten in hele of gebroken graankorrels of wanneer zetmeel is samengeperst, zoals in spaghetti. Zetmeel dat in vocht niet kan opzwellen, omdat het is omgeven door een starre celwand, bijvoorbeeld in peulvruchten, is eveneens minder toegankelijk voor amylase.

Chemische structuur van zetmeel (amylose/amylopectineverhouding)

De ketens van amylose zijn vanwege hun lineaire structuur nauwer met elkaar verbonden dan de vertakte ketens van amylopectine en komen hierdoor moeilijker in contact met amylase. Zetmeel met een hoger gehalte aan amylose (bijv. peulvruchten) wordt daarom trager verteerd dan zetmeel met een groter percentage amylopectine.

Gelatinisatie van zetmeel

Rauw zetmeel is vanwege zijn kristallijne structuur relatief slecht toegankelijk voor amylase. Wordt zetmeel in een waterige omgeving verhit (gelatiniseren), dan zwellen de zetmeelkorrels op en ze verliezen hun kristallijne structuur waardoor vertering kan plaatsvinden. Verhit zetmeel wordt dus sneller afgebroken dan rauw zetmeel. Wanneer zetmeel afkoelt, worden opnieuw kristallen gevormd (retrograderen) die het verteringsproces vertragen.

Van deze eigenschappen wordt gebruikgemaakt bij de dieettherapie van glycogeenstapelingsziekten, waarbij zogeheten 'lente' koolhydraten (bijv. rauw maïszetmeel) en 'semilente' koolhydraten (bijv. gedeeltelijk verhitte pasta) voor een trage en geleidelijke afgifte en absorptie van glucose zorgen.

Aanwezigheid van antinutriënten

Lectinen, fytaat, tanninen en enzymremmers zijn antinutriënten die vooral in peulvruchten voorkomen. Verondersteld wordt dat deze stoffen de werking van amylase kunnen verhinderen.

Amylose-eiwit- of amylose-vetcomplexen

Amylose-eiwitcomplexen of amylose-vetcomplexen, die in peulvruchten of granen kunnen voorkomen, lijken eveneens de activiteit van amylase te belemmeren.

Extrinsieke factoren

De snelheid en mate van vertering van een bepaald zetmeel kan per persoon verschillen. Zo kan ingesloten zetmeel (grove graanproducten, peulvruchten) beter verteerd worden als het voedsel goed gekauwd is. Ook de snelheid waarmee het voedsel de dikke darm bereikt, speelt een rol. Tijdens een langzame passage is de mate van vertering groter dan tijdens een snelle passage. Tevens kan in de dunne darm de concentratie van amylase individueel verschillen (afhankelijk van de pancreasfunctie). De vertering verloopt trager bij een relatief lage concentratie amylase.

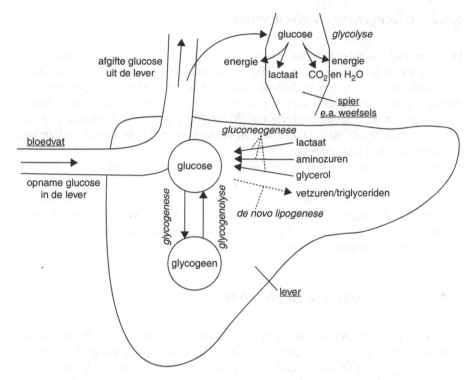

Figuur 5.2 Schematisch overzicht van het glucosemetabolisme.

Andere factoren die de vertering van zetmeel beïnvloeden, zijn de hoeveelheid geconsumeerd zetmeel en de aanwezigheid van andere voedselbestanddelen. Gelvormende voedingsvezels, bijvoorbeeld, kunnen de absorptie van koolhydraten vertragen. Dit is belangrijk in verband met het reduceren van de stijging van de glucosespiegel in het bloed.

5.4 Metabole processen na absorptie

Nadat koolhydraten zijn verteerd in de dunne darm, worden ze als monosachariden opgenomen in het bloed en vervoerd naar de lever. Fructose en galactose kunnen daar worden omgezet in glucose. Glucose kan in de vorm van glycogeen als energievoorraad worden opgeslagen; dit proces wordt glycogenese genoemd. Als glycogeen weer wordt afgebroken, spreken we van glycogenolyse. Tevens kan glucose worden omgezet in pyruvaat, waarbij energie beschikbaar komt. Dit proces wordt glycolyse genoemd. Uit het uiteindelijke afbraakproduct van koolhydraten, acetylCoA, kunnen triglyceriden worden gesynthetiseerd (de novo lipogenese). Behalve afgebroken kan glucose ook in de lever worden gevormd (gluconeogenese). Deze processen zijn te zien in Figuur 5.2 en worden hierna toegelicht.

5.4.1 Glycogenese en glycogenolyse

Door een zich herhalend proces waarbij glucosemoleculen aan elkaar worden gekoppeld, wordt glycogeen gevormd. Hierbij ontstaan diverse tussenproducten, zoals glucose-6-fosfaat, en zijn verschillende enzymen actief, waaronder glycogeensynthetase. Spieren en de lever zijn in staat grote hoeveelheden glucose in de vorm van glycogeen op te slaan. De lever kan 70 tot 150 g glycogeen bevatten, voor de spieren is dit 300 tot 500 g. Deze hoeveelheid kan worden beïnvloed door training en aanpassing van de voeding.

Glycogeen vormt een reservevoorraad waaruit glucose kan worden vrijgemaakt (glycogenolyse), als het glucosegehalte in het bloed onder een bepaalde concentratie daalt. De lever en in mindere mate ook de nieren zijn in staat de glucose die ontstaan is na glycogenolyse, af te geven aan het bloed. Dit is vooral belangrijk voor de hersenen en de rode bloedcellen, die voor hun energievoorziening afhankelijk zijn van het glucoseaanbod via het bloed.

5.4.2 Gluconeogenese en glycolyse

Tijdens de glycolyse wordt glucose afgebroken tot pyruvaat. Bij aanwezigheid van zuurstof kan pyruvaat na omzetting in acetylCoA in de citroenzuurcyclus worden verbrand, waarbij CO_2 en waterstof worden gevormd. Gedurende de oxidatieve fosforylering (de ademhalingsketen) wordt vervolgens waterstof overgedragen aan zuurstof, waarbij ATP en water ontstaan. Uit 1 mol glucose kan uiteindelijk 38 mol ATP worden gevormd.

Wanneer er geen koolhydraten uit de voeding beschikbaar zijn en er ook geen glycogeen beschikbaar is, wordt glucose gevormd uit een aantal aminozuren, glycerol en lactaat. Dit proces wordt gluconeogenese genoemd.

5.4.3 De novo lipogenese

Vooral in de lever, maar ook in vetweefsel worden triglyceriden gevormd uit glucose. Hoge glucosespiegels leiden tot hoge insulinespiegels, waardoor de lipogenese op gang gebracht wordt. De koolhydraten uit de voeding worden slechts in geringe mate omgezet in triglyceriden, gezien de relatief geringe capaciteit van de de novo lipogenese. Uitsluitend bij zeer grote inname van koolhydraten is deze omzetting kwantitatief belangrijk.

Een vetarme en/of koolhydraatrijke voeding kan tot hogere nuchtere en postprandiale triglyceridenconcentraties leiden, maar deze toename van triglyceriden kan niet worden verklaard door een toegenomen vorming van triglyceriden uit koolhydraten. Een lagere klaring van triglyceriden uit het bloed lijkt bij te dragen aan de hogere triglyceridenconcentraties (Parks & Hellerstein, 2000).

5.4.4 Handhaving glucoseconcentratie in het bloed

Voor het menselijk lichaam is het van groot belang de glucoseconcentratie in het bloed binnen bepaalde grenzen te houden. Een te lage glucoseconcentratie (hypoglykemie) kan duizeligheid en zelfs verlies van bewustzijn tot gevolg hebben. Daarentegen kan een langdurig of frequent te hoge glucoseconcentratie (hyperglykemie), bijvoorbeeld ten gevolge van diabetes mellitus, leiden tot cardiovasculaire aandoeningen, nefropathie, neuropathie en retinopathie.

Normale plasmaglucoseconcentraties liggen tussen 4,0 en 8,0 mmol/l. Sterke schommelingen, zowel naar boven als beneden, leiden tot ongewenste fysiologische effecten. Na een maaltijd stijgt de plasmaglucoseconcentratie, bereikt een piek na 30 tot 60 minuten en is ongeveer 120 minuten na inname weer terug op de uitgangswaarde. Deze verandering van de glucoseconcentratie in de tijd wordt de glykemische respons genoemd. Het verloop van de glykemische respons hangt onder meer af van de samenstelling van de maaltijd.

De bloedglucoseconcentratie wordt gereguleerd door een wisselwerking tussen insuline en andere lichaamseigen stoffen die een antagonistische werking hebben ten opzichte van insuline, zoals glucagon, catecholaminen, groeihormoon en glucocorticoïden. De werking van insuline berust op het bevorderen van de opname van glucose in spier- en vetweefsel, waarbij de glucosetransporter Glut-4 een belangrijke rol speelt. Bovendien remt insuline de productie van glucose in de lever, doordat de glycogenolyse en de gluconeogenese worden geremd en de synthese van glycogeen uit glucose wordt bevorderd.

5.4.5 Glykemische index

Er zijn een heleboel factoren die de snelheid van digestie van koolhydraten en het verloop van de daaropvolgende glykemische respons beïnvloeden. Het verloop van de glykemische respons bepaalt mede welke metabole effecten optreden. Zo leidt een veelvuldig sterke glucoserespons tot frequente hoge insulineconcentraties, hetgeen op langere termijn een negatief effect op de gezondheid kan hebben.

Om voedingsmiddelen in te delen op basis van hun glykemische respons kan de glykemische index worden gebruikt. Deze index draagt mogelijk bij aan een beter begrip van de metabole effecten van koolhydraten. De glykemische index (GI) wordt berekend door de oppervlakte onder de 2-uursglucosecurve na het gebruik van het voedingsmiddel te delen door de oppervlakte onder de curve na inname van een referentiesubstraat, waarvoor glucose of witbrood wordt gebruikt. Uitsluitend het oppervlak boven de uitgangswaarde wordt meegerekend. De hoeveelheid koolhydraten in de testmaaltijd dient gelijk te zijn aan die in het referentiesubstraat. Bij gebruik van witbrood als referentiesubstraat is de GI een factor 1,38 hoger dan bij het gebruik van glucose. De GI van volkorenbrood is 72, die van bruine of witte bonen 29 en de GI van cornflakes bedraagt 80; hierbij is glucose als referentiesubstraat gebruikt.

Omdat de GI ook door de hoeveelheid koolhydraten in het product wordt bepaald, is het concept van de glykemische last (GL) ontwikkeld. Die wordt berekend door de GI en de hoeveelheid verteerbare koolhydraten van een portie eten of drinken op te tellen en door 100 te delen; een appel heeft bijvoorbeeld een GL van 5 (GI=38, bevat 12 g koolhydraten). Een product met een hoge GI kan een lage GL hebben, als de portie die normaliter wordt gebruikt weinig koolhydraten bevat.

Als nadeel van de GI wordt genoemd dat de glykemische respons voor samengestelde maaltijden moeilijk te voorspellen is. Er zijn echter ook onderzoeken die een goede correlatie beschrijven tussen de berekende (op basis van de GI van de verschillende bestanddelen) en de gemeten GI van een samengestelde maaltijd. Een ander nadeel is dat de glykemische respons van verschillende personen sterk kan verschillen. Verder hebben producten met een hoog gehalte aan vet of fructose vaak een lage GI. Bij het selecteren van koolhydraten voor een bepaalde voeding is het dus belangrijk zowel met de GI als met de samenstelling van de voedingsmiddelen rekening te houden.

Bij het samenstellen van diëten voor patiënten met diabetes mellitus is het wenselijk te streven naar een voeding die rijk is aan voedingsmiddelen met een lage GI. De European Association for the Study of Diabetes (Mann e.a., 2004) benadrukt dat het daarbij belangrijk is om ook met andere voedselkarakteristieken rekening te houden, zoals de energiedichtheid en het gehalte aan andere macronutriënten, beschikbare koolhydraten en voedingsvezels. Ook is het bij de keuze van voedingsmiddelen van belang binnen productgroepen vergelijkingen te maken, bijvoorbeeld verschillende types broden, pasta, rijst of vruchten.

Ook voor gezonde personen zou het belangrijk kunnen zijn het gebruik van voedingsmiddelen met een hoge GI te beperken. Er zijn enkele epidemiologische onderzoeken gedaan naar de samenhang tussen de consumptie van een voeding die rijk is aan producten met een hoge glykemische index en het risico op het ontstaan van diabetes mellitus type II. De resultaten hiervan zijn echter niet consistent. Verder bleek uit een meta-analyse van experimenteel onderzoek (gerandomiseerd, gecontroleerd) dat een voeding met een lage GI gunstig is voor personen met glucose-intolerantie of 'prediabetes', maar niet voor gezonde personen. Het viel op dat in de experimentele voedingen met een lage GI het gehalte aan niet-verteerbare koolhydraten (voedingsvezels en resistent zetmeel) hoger was dan dat van voedingen met een hoge GI (Livesey e.a., 2008). Het gunstige effect is dus niet alleen maar aan de verlaging van de glucoserespons toe te schrijven.

Verder zijn in een Cochrane-review (Thomas e.a., 2007) de resultaten samengevat van onderzoeken die het effect van (hypocalorische) voedingen met een lage of hoge GI op gewichtsverlies onderzoeken. Hieruit is gebleken dat mensen met overgewicht meer gewicht verliezen met de lage GI-voedingen en ook dat hun bloedlipidenprofiel was verbeterd.

5.5 Fermentatie van koolhydraten

5.5.1 Mono- en disachariden

Onder normale omstandigheden worden alle met het voedsel opgenomen mono- en disachariden verteerd en opgenomen. Alleen bij consumptie van een grote hoeveelheid vrij fructose (> 35 g/dag) lijkt de absorptiecapaciteit van de dunne darm te worden overschreden.

Malabsorptie van mono- en disachariden kan optreden wanneer de darmwand door ziekte is beschadigd of na een operatieve ingreep waarbij de dunne darm gedeeltelijk is verwijderd. Een genetisch bepaalde lage enzymactiviteit, zoals bij lactosemaldigestie of een tekort aan sacharase-isomaltase (zeldzaam), leidt eveneens tot onvolledige vertering van de desbetreffende suikers.

Niet-geabsorbeerde mono- en disachariden verhogen de osmolariteit van de darminhoud, waardoor water wordt aangetrokken en de passage wordt versneld. In het colon worden mono- en disachariden door de microbiota omgezet in korteketenvetzuren. Dit proces lijkt een grotere rol te spelen bij het ontstaan van klachten bij personen met lactosemaldigestie dan tot nu toe werd aangenomen. Niet iedereen die lactose niet volledig kan verteren, krijgt namelijk klachten als flatulentie, buikkrampen en diarree (lactose-intolerantie). Uit onderzoek is gebleken dat fecale bacteriën van personen met lactose-intolerantie onverteerde lactose sneller omzetten in korteketenvetzuren (He e.a., 2008).

5.5.2 Oligo- en polysachariden

Onverteerde oligosachariden, resistent zetmeel en non-starch-polysachariden bereiken het colon en worden door de daar aanwezige bacteriën afgebroken. Dit proces wordt fermentatie genoemd en vindt voornamelijk plaats in het proximale deel van het colon, waar de concentratie van fermenteerbaar substraat het hoogst is. Het is een proces waarbij enzymen van vele verschillende bacteriestammen betrokken zijn. De grootste groep polysacharidenfermenterende bacteriën vormen de *Bacteroides*.

Bij de fermentatie van onverteerde oligosachariden, resistent zetmeel en non-starch-polysachariden ontstaan korteketenvetzuren, lactaat en gassen (waterstof, kooldioxide en methaan). De belangrijkste korteketenvetzuren zijn acetaat, propionaat en butyraat. De productie van korteketenvetzuren leidt tot een verlaging van de pH in het proximale colon. Deze vetzuren worden tijdens hun verdere darmpassage snel geabsorbeerd, waardoor de pH weer gaat stijgen. De absorptie van korteketenvetzuren gaat gepaard met natrium- en waterabsorptie (MacFarlane & Cummings, 1991).

Onder normale omstandigheden wordt lactaat, een tussenproduct van de fermentatie, direct omgezet in korteketenvetzuren en kooldioxide en is dus slechts in een lage concentratie in de darm aanwezig. De gassen worden gedeeltelijk geabsorbeerd en komen via de longen in de uitademingslucht terecht. Hierop berust de waterstofademtest, die wordt gebruikt om malabsorptie van koolhydraten en met name van lactose aan te tonen.

De fermentatiesnelheid wordt beïnvloed door de wateroplosbaarheid van het desbetreffende koolhydraat. Zo worden oligosachariden sneller afgebroken dan polysachariden.

Welke metabolieten ontstaan, is afhankelijk van de chemische samenstelling van het koolhydraat. In vitro is aangetoond dat bijvoorbeeld bij zetmeelfermentatie een hoger percentage butyraat ontstaat dan bij fermentatie van pectine. Tevens beïnvloeden de hoeveelheid substraat en de passagetijd het ontstaan van fermentatieproducten.

5.5.3   Effecten van onverteerde koolhydraten

Onverteerde koolhydraten, bijvoorbeeld voedingsvezels, hebben een regulerend effect op de passagetijd in de dikke darm. Een snellere darmpassage wordt veroorzaakt door een toegenomen darminhoud. Verschillende mechanismen dragen hieraan bij:

* onverteerde koolhydraten stimuleren de groei van bacteriën en vergroten daardoor de bacteriemassa in de feces;
* de bij het fermentatieproces ontstane gassen zorgen voor een toename van de darminhoud;
* niet of onvolledig gefermenteerde koolhydraten houden water vast, waardoor eveneens de darminhoud toeneemt;
* een versnelde darmpassage leidt tot een verminderde resorptie van water in het colon.

Een grotere fecesmassa en een snelle passagetijd worden ook in verband gebracht met een verlaagd risico op colonkanker. Potentiële carcinogene stoffen worden verdund en zijn korter in contact met de darmwand. De lage pH in het proximale colon lijkt eveneens het risico op het ontstaan van colonkanker te verlagen. Een hoge zuurgraad remt de bacteriële omzetting van primaire galzouten in secundaire galzouten, die cytotoxisch kunnen werken.

De absorptie van korteketenvetzuren die bij fermentatie ontstaan, gaat gepaard met natrium- en waterabsorptie. Dit is met name gunstig bij diarree.

Bepaalde vezels in groente, fruit en granen kunnen de absorptie van mineralen belemmeren door binding aan deze mineralen. Een vezelrijke voeding bevat echter meer mineralen dan een vezelarme voeding, waardoor dit effect geen nadelige gevolgen hoeft te hebben.

Onverteerde koolhydraten zouden ook de samenstelling en activiteit van de microbiota kunnen beïnvloeden. Onverteerde voedingsbestanddelen die de groei en/of de activiteit van potentieel gezondheidsbevorderende bacteriesoorten in de darm selectief stimuleren, worden prebiotica genoemd. Oligofructose en inuline zijn hier voorbeelden van, omdat ze de groei van *Bifidobacterii* in het colon bevorderen. Het gezondheidsbevorderende effect van een toegenomen aantal *Bifidobacterii* is echter nog niet overtuigend aangetoond.

Een snelle groei van bacteriën gaat gepaard met een verhoogd stikstofverbruik. Hierdoor daalt de concentratie ammoniak (afbraakproduct van ureum) in het colon en wordt er minder ammoniak in het bloed opgenomen. Inname van lactulose, een onverteerbare synthetische disacharide, leidt tot een snelle toename van de bacteriemassa in het colon en wordt om die reden gebruikt bij de behandeling van hepatische encefalopathie.

Er wordt veel onderzoek verricht naar zowel de lokale als systemische metabole effecten van korteketenvetzuren. De belangrijkste fermentatieproducten, te weten acetaat, propionaat en butyraat, worden in het algemeen in de verhouding 3:1:1 gevormd. Een kleine hoeveelheid energie wordt verkregen door uit het colon geabsorbeerde korteketenvetzuren. Bij volwassenen wordt deze hoeveelheid energie geschat op 2 kcal/g van de onverteerde koolhydraten (Behall & Howe, 1995). Alle korteketenvetzuren lijken een trofisch effect op de gastro-intestinale mucosa te hebben. Propionaat dat de lever bereikt, wordt daar grotendeels gemetaboliseerd. Propionaat kan geoxideerd worden en voor de gluconeogenese worden gebruikt. Propionaat wordt verondersteld de glucosetolerantie te vergroten (Venter e.a., 1990). Acetaat kan verder getransporteerd worden naar de perifere weefsels zoals spieren en kan als substraat voor de synthese van langeketenvetzuren dienen. De hoeveelheid butyraat die de lever bereikt, is zeer gering; butyraat speelt namelijk een belangrijke rol in de energievoorziening van de colonocyten en speelt een rol in de regulatie van groei en differentiatie van deze cellen. Deze eigenschappen zouden de colonocyten kunnen beschermen tegen transformatie tot een kankercel.

5.6   Aanbevolen hoeveelheden

De aanbevolen hoeveelheden koolhydraten, opgesteld door de Commissie Voedingsnormen van de Gezondheidsraad (2001), zijn in Tabel 5.3 per leeftijdscategorie weergegeven. Deze waarden zijn gebaseerd op een schatting van de behoefte aan koolhydraten, afgeleid van het 97,5e percentiel van de endogene productie van glucose. Uit onderzoek met stabiele isotopen is gebleken dat de afbraak van weefseleiwit bij deze inname van koolhydraten minimaal is.

De huidige aanbevolen hoeveelheden zijn lager dan de aanbevolen adequate innames volgens de vorige Nederlandse voedingsnormen (Voedingsraad, 1992) en de buitenlandse adviezen. Als reden hiervoor wordt gegeven dat in deze voedingsnormen en adviezen koolhydraten worden benaderd als een 'sluitpost' van de energievoorziening. Deze adviezen zijn dus niet gebaseerd op de behoefte.

De huidige aanbevolen hoeveelheid is een ondergrens voor de inname. Bij berekening van de som van de aanbevolen hoeveelheden voor eiwitten (ca. 10 en%), vetten (20-40 en%) en koolhydraten (40 en%) voor een volwassene, is er een restant

Tabel 5.3 Voedingsnormen verteerbare koolhydraten (mannen en vrouwen).

Leeftijd	Adequate inname (g/kg/dag)	Aanbevolen hoeveelheid (en%)
0–5 maanden	10	
6–11 maanden		50
1–13 jaar		45
14 jaar en ouder		40
zwangere vrouwen		40
lacterende vrouwen		40

van 10 tot 30 energieprocent dat door het verhogen van de consumptie van eiwitten (tot een aanvaardbare bovengrens van 25 en%) en/of koolhydraten zou kunnen worden aangevuld.

Voor koolhydraten is geen bovengrens van inname vastgesteld. Uit diverse onderzoeken is gebleken dat een reductie van het vetgehalte in de voeding in combinatie met een verhoging van de koolhydraatinname kan leiden tot een stijging van triglyceridenconcentraties in nuchter en postprandiaal bloed (Parks, 2002). Aangezien een verhoogde triglyceridenconcentratie als risicofactor voor hart- en vaatziekten wordt beschouwd, lijkt een advies over de maximaal aanvaardbare hoeveelheid koolhydraten wenselijk. Er zijn echter nog veel onduidelijkheden omtrent het effect van een vetarme en/of koolhydraatrijke voeding op de triglyceridenconcentraties en de consequenties daarvan voor de gezondheid. Ten eerste is het mogelijk dat dit effect afhankelijk is van het type geconsumeerd koolhydraat. De stijging van de triglyceridenconcentraties lijkt sterker bij een voeding die rijk is aan mono- en disachariden (vooral fructose) dan bij een voeding die rijk is aan oligo- en polysachariden (Parks & Hellerstein, 2000). Van een voeding met een relatief hoog gehalte aan niet-verteerbaar zetmeel is geen effect op de triglyceridenconcentratie te verwachten. Ten tweede zijn er aanwijzingen dat dit effect niet optreedt als de voeding tevens rijk is aan voedingsvezels (Anderson, 2000). Ten derde lijkt een vetarme en/of koolhydraatrijke voeding niet bij iedereen een verhoogde triglyceridenconcentratie in bloed tot gevolg te hebben. Er is gebleken dat factoren, zoals de Quetelet-index en de insulinegevoeligheid, deze respons kunnen beïnvloeden (Parks & Hellerstein, 2000). Ten slotte is niet aangetoond dat een vetarme en/of koolhydraatrijke voeding vanwege het effect op de triglyceridenconcentraties in bloed het risico op het ontstaan van hart- en vaatziekten verhoogt. Ook gunstige effecten van deze voeding zijn beschreven, zoals een verlaging van het cholesterolgehalte in het bloed (Truswell, 1994) en een daling van het lichaamsgewicht (Astrup e.a., 2000). Deze effecten zouden het risico op het ontstaan van hart- en vaatziekten juist kunnen verlagen.

Op basis van resultaten van onderzoek naar de relatie tussen koolhydraten en overgewicht, coronaire hartziekten, kanker en diabetes wordt er in deze aanbeveling geen onderscheid meer gemaakt tussen types koolhydraten.

De *Richtlijnen goede voeding* (Gezondheidsraad, 2006a) bevat een beschrijving van de gewenste veranderingen in het Nederlandse voedingspatroon. Hierin wordt aanbevolen de gebruiksfrequentie van voedingsmiddelen en dranken met gemakkelijk vergistbare koolhydraten (mono- en disachariden) ter preventie van cariës te beperken. Ten hoogste vier eet- en drinkmomenten per dag, naast de drie hoofdmaaltijden, worden aanvaardbaar geacht om het tandglazuur in staat te stellen zich door remineralisatie zoveel mogelijk te herstellen.

In deze richtlijnen zijn in tegenstelling tot de oude richtlijnen van 1986 (Voedingsraad, 1986) geen streefwaarden voor de hoeveelheid mono- en disachariden in de voeding gegeven. De Gezondheidsraad is van mening dat er geen aanvaardbare wetenschappelijke onderbouwing is voor de aanname dat een beperkte consumptie van mono-en disachariden bijdraagt aan de preventie van chronische ziekten. De WHO (2003) geeft daarentegen het advies om de energie-inname van 'vrije' suikers te beperken tot hooguit 10 energieprocent. Vrije suikers zijn gedefinieerd als de mono- en disachariden die worden toegevoegd tijdens het bereidingsproces en die aanwezig zijn in honing, siropen en vruchtensappen. Beperking van de consumptie van vrije suikers zou volgens de WHO kunnen bijdragen aan het verminderen van het risico op ongezonde gewichtstoename en cariës.

In maart 2014 heeft de WHO in een nieuwe conceptadvies aangegeven dat de ideale energie-inname van 'vrije' suikers minder dan 5 energieprocent bedraagt. Het maximum van 10 energieprocent is gelijk gebleven. Dit conceptadvies is gebaseerd op een analyse van de resultaten van al de wetenschappelijke studies die de relatie tussen suikerinname en gewichtstoename of cariës hebben bestudeerd. Het advies zal pas na een openbare consultatieronde definitief worden gemaakt. De Gezondheidsraad geeft alleen personen met een te hoog lichaamsgewicht of een ongewenste gewichtstoename het advies de inname van producten met een hoge energiedichtheid, dus met toegevoegde suikers (kale calorieën), en dranken die suikers bevatten te beperken.

Wat betreft de glykemische last en de gemiddelde glykemische index van voedingsmiddelen in relatie met het ontstaan van coronaire hartziekten en diabetes mellitus type 2 is de Gezondheidsraad van mening dat er onvoldoende consistente aanwijzingen zijn om voedingsaanbevelingen gericht op de totale bevolking te rechtvaardigen.

5.7 Voedingsvezels

Voor de inname van voedingsvezels is voor het eerst in 2006 een officiële aanbeveling geformuleerd (Gezondheidsraad, 2006b) (Tabel 5.4). Deze richtlijn is gebaseerd op onderzoek dat de gunstige effecten van voedingsvezel op de darmwerking en op het risico van coronaire hartziekten heeft aangetoond. Verder wordt benadrukt dat de richtlijn van toepassing is op de vezelconsumptie doordat een gemengde voeding geadviseerd wordt, bestaande uit producten die niet met geïsoleerde en gezuiverde voedingsvezel zijn verrijkt. Er zijn namelijk aanwijzingen dat vooral het gebruik van volkoren graanproducten en vezels uit fruit tot een lager risico op coronaire hartziekten leidt. Verder bleek uit een Cochrane-review dat de consumptie

Tabel 5.4 Richtlijnen
inname voedingsvezels (mannen en vrouwen).

Leeftijd	Gram voedingsvezel per megajoule
0–1 jaar	geen richtlijn
1–3 jaar	2,8
4–8 jaar	3
9–13 jaar	3,2
14 en ouder	3,4

van volkoren graanproducten en graanvezels in epidemiologisch onderzoek consistent in verband wordt gebracht met een verlaagd risico op het ontstaan van diabetes
mellitus type 2 (Priebe e.a., 2008).

5.8 Totale inname

Uit voedselconsumptie-onderzoek onder een representatieve afspiegeling van de
Nederlandse bevolking (RIVM, 2011) blijkt dat de totale koolhydraatinname door
de gemiddelde Nederlandse bevolking 45 energieprocent bedraagt. De gemiddelde
inname van mono- en disachariden is 21 energieprocent en die van polysachariden
24 energieprocent (Wageningen University and Research Centre, 2013). De voor-
naamste bronnen van mono- en disacchariden voor kinderen zijn frisdrank, zuivel,
cake en koek en voor volwassenen frisdrank, zuivel en suiker/honig/jam.

De inname van voedingsvezel is al enige jaren vrij stabiel en bedraagt volgens de
laatste voedselconsumptiepeiling voor een volwassene tussen de 2 en 2,4 gram per
MJ (mediaan voor verschillende leeftijdsgroepen) (RIVM, 2011) en ligt ver onder
de aanbevolen hoeveelheid. De gemiddelde inname van mono- en disacchariden is
23,1 energieprocent en die van polysachariden 23,3 energieprocent. De inname van
voedingsvezel is al enige jaren vrij stabiel en bedraagt volgens de laatste voedselconsumptiepeiling 2,3 gram per MJ.

Vergeleken met de voedselconsumptiepeilingen van 1987-88 en 1992 is een
lichte stijging in de totale koolhydraatinname te zien. Deze stijging kan voor een
deel worden verklaard aan de hand van de consumptiecijfers van de verschillende
productgroepen. Hoewel de consumptie van belangrijke koolhydraatbronnen, zoals
aardappelen, fruit en brood, de afgelopen jaren continu is gedaald, is de consumptie
van melk- en melkproducten, graanproducten, bindmiddelen en niet-alcoholische
dranken (vruchtensappen en frisdranken) sterk toegenomen. Verder is de inname van
de totale hoeveelheid vet licht gedaald, bij een constante eiwitinname, waardoor de
koolhydraatinname enigszins is gestegen.

De inname van resistent zetmeel en niet-verteerbare oligosachariden is in de
voedselconsumptiepeiling niet gemeten. Er wordt aangenomen dat 3 tot 5 gram resistent zetmeel per dag wordt geconsumeerd. Uit onderzoeken bij patiënten met een
ileostoma, waarbij de hoeveelheid niet-geabsorbeerd zetmeel werd gemeten, bleek
echter dat ongeveer 10 procent van de totale ingenomen hoeveelheid zetmeel niet

wordt verteerd. Dit zou betekenen dat mogelijk 10 tot 30 gram resistent zetmeel per dag het colon bereikt.

De inname van oligofructose en inuline in Europa wordt op 3 tot 10 gram per dag geschat.

5.9 Conclusie

Koolhydraten zijn essentieel voor de energievoorziening. Tevens spelen ze een rol bij de regulering van de bloedglucose- en de bloedlipidenconcentratie en hierdoor zouden ze kunnen bijdragen aan het ontstaan van diverse chronische ziekten. Verder hebben koolhydraten een effect op de afgifte van signaalstoffen, zoals insuline en leptine, die onder andere een rol spelen bij de regulering van de voedselinname en de energiebalans.

Koolhydraten worden meestal niet in pure vorm genuttigd. Ze komen voor in diverse voedingsmiddelen, waar hun eigenschappen kunnen worden beïnvloed door andere aanwezige voedingsstoffen, evenals door bewerking en bereiding. Het is dus aannemelijk dat de effecten van koolhydraten in het lichaam afhankelijk zijn van het type koolhydraatrijk voedingsmiddel.

Onderzoek naar de effecten van een voeding die rijk is aan voedingsmiddelen met een lage glykemische index of rijk is aan volkorenproducten op het ontstaan van diabetes mellitus type 2, hart- en vaatziekten en obesitas is gaande. Er zijn aanwijzingen dat deze voedingspatronen een rol kunnen spelen bij de preventie van diabetes mellitus type 2 en hart- en vaatziekten.

Referenties

Anderson JW. Dietary fiber prevents carbohydrate-induced hypertriglyceridemia. *Curr Atheroscler Rep* 2000; 2(6): 536–541.

Behall KM, Howe JC. Contribution of fiber and resistant starch to metabolizable energy. *Am J Clin Nutr* 1995; 62: 1158S–1160S.

Bjorck I, Granfeldt Y, Liljeberg H, e.a. Food properties affecting the digestion and absorption of carbohydrates. *Am J Clin Nutr* 1994; 59: 699S–705S.

Cummings JH, Roberfroid MB, Andersson H, e.a. A new look at dietary carbohydrate: chemistry, physiology and health. Paris Carbohydrate Group. *Eur J Clin Nutr* 1997; 51(7): 417–423.

Euresta. Resistant Starch. Proceedings for the 2nd plenary meeting of EURESTA: European FLAIR Concerted Action no. 11 on physiological implications of the consumption of resistant starch in man. Crete, 1991. *Eur J Clin Nutr* 1992; 46(Suppl 2): S1–148.

Gezondheidsraad. *Voedingsnormen, energie, eiwitten, vetten en verteerbare koolhydraten.* Publicatienr. 2001/19. Den Haag: Gezondheidsraad, 2001.

Gezondheidsraad. *Richtlijnen goede voeding.* Publicatienr. 2006/21. Den Haag: Gezondheidsraad, 2006a.

Gezondheidsraad. *Richtlijn voor de vezelconsumptie.* Publicatienr. 2006/03. Den Haag: Gezondheidsraad, 2006b.

He T, Venema K, Priebe MG, e.a. The role of colonic metabolism in lactose intolerance. *Eur J Clin Invest* 2008; 38 (8): 541–547.

Livesey G, Taylor R, Hulshof T, Howlett J. Glycemic response and health – a systematic review and meta-analysis: relations between dietary glycemic properties and health outcomes. *Am J Clin Nutr* 2008; 87(1): 258S–268S.

MacFarlane GT, Cummings JH. The colonic flora, fermentation and large bowel digestive function. In: Phillips SF, e.a. (eds). *The Large Intestine: Physiology, Pathophysiology and Disease* (pp. 51–92). New York: Raven Press, 1991.

Mann JI, Leeuw I de, Hermansen K, e.a. Evidence-based nutritional approaches to the treatment and prevention of diabetes mellitus. *Nutr Metab Cardiovasc Dis* 2004; 14: 373–394.

Parks EJ. Dietary carbohydrate's effects on lipogenesis and the relationship of lipogenesis to blood insulin and glucose concentrations. *Brit J Nutr* 2002; 87(Suppl 2): S247–S253.

Parks EJ, Hellerstein MK. Carbohydrate-induced hypertriacylglycerolemia: historical perspective and review of biological mechanisms. *Am J Clin Nutr* 2000; 71: 412–433.

Priebe MG, Binsbergen JJ van, Vos R de, Vonk RJ. Whole grain foods for the prevention of type 2 diabetes mellitus. *Cochrane Database of Systematic Reviews* 2008, issue 1, art. no. CD006061. DOI:10.1002/14651858.CD006061.

Rijksinstituut voor Volksgezondheid en Milieu (RIVM). Dutch National Food Consumption Survey 2007–2010, 2011.

Thomas DE, Elliott EJ, Baur L. Low glycaemic index or low glycaemic load diets for overweight and obesity. *Cochrane Database of Systematic Reviews* 2007, issue 3, art. no. CD005105. DOI:10.1002/14651858.CD005105.pub2.

Truswell AS. Food carbohydrates and plasma lipids – an update. *Am J Clin Nutr* 1994; 59(suppl): 710S–718S.

Venter CS, Vorster HH, Cummings JH. Effects of dietary propionate on carbohydrate and lipid metabolism in healthy volunteers. *Am J Gastroenterol* 1990; 85: 549–553.

Voedingsraad. Richtlijnen goede voeding. Een advies van de Voedingsraad. *Voeding* 1986; 47: 159–182.

Voedingsraad. Nederlandse voedingsnormen 1989. Den Haag: Voorlichtingsbureau voor de Voeding, 1992.

Wageningen University and Research Centre. Suikerconsumptie in Nederland, resultaten van de Nederlandse Voedselconsumptiepeiling 2007–2010, 2013.

WHO. *Diet, Nutrition and the Prevention of Chronic Disease*. Technical report Series 916, 2003.

Hoofdstuk 6
Voeding bij de ziekte van Parkinson

H.C. Dicke

December 2014

Samenvatting De ziekte van Parkinson is een ziekte van de hersenen. De ziekte is chronisch, progressief en invaliderend. Vooral oudere mensen worden erdoor getroffen. De therapie bestaat uit een medicamenteuze en een niet-medicamenteuze component. Bij de behandeling zijn verschillende disciplines betrokken. Door zowel de ziekte zelf als door de medicamenteuze therapie kunnen (voedings)problemen, zoals obstipatie, kauw- en slikstoornissen en onder- en overgewicht, optreden. Tevens kan door invloed van de voeding de werkzaamheid van het medicijn levodopa verminderen.

6.1 Inleiding

In 1817 beschreef James Parkinson voor het eerst het later naar hem vernoemde ziektebeeld dat hij 'shaking palsy' noemde (Parkinson, 1817). De ziekte van Parkinson is naast dementie van het Alzheimer-type de meest voorkomende neurodegeneratieve aandoening in Nederland (Sanders, 2007). De ziekte van Parkinson (ZvP) is een progressief verlopende aandoening, die gemiddeld 15 jaar duurt. De ziekte is invaliderend doordat patiënten belemmeringen in hun dagelijks handelen ondervinden, waaronder moeilijkheden met eten.

Dit hoofdstuk beschrijft het ziektebeeld, de behandeling, de voedingsproblemen en het voedingsbeleid bij de ziekte van Parkinson.

6.2 Prevalentie

Momenteel zijn er in Nederland ongeveer 60.000 personen met de ziekte van Parkinson. Als gevolg van de vergrijzing zal de prevalentie in 2025 naar verwachting zijn opgelopen tot 90.000. De incidentie stijgt met de leeftijd: het merendeel van de diagnoses vindt plaats na het 60ste levensjaar. Bij ongeveer 5 procent van de patiënten wordt de diagnose echter al voor de leeftijd van 40 jaar gesteld (Bloem e.a., 2010).

H.C. Dicke (✉)
diëtist, Radboudumc, Nijmegen en coördinator dietetiek ParkinsonNet, Nijmegen, The Netherlands

© 2014 Bohn Stafleu van Loghum, onderdeel van Springer Media BV
M. Former (Red.), *Informatorium voor Voeding en Diëtetiek,*
DOI 10.1007/978-90-368-0713-5_6

6.3 Pathologie

De ZvP is een progressieve neurodegeneratieve aandoening, die voor een groot deel wordt veroorzaakt door verlies van dopamineproducerende neuronen in de substantia nigra (zwarte kern). Dat is een pigmenthoudende kern in het middendeel van de hersenen. De substantia nigra behoort tot de basale kernen van het centrale zenuwstelsel.

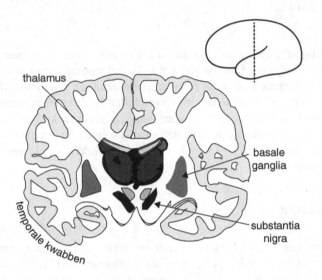

6.4 Etiologie

De oorzaak van de ziekte van Parkinson is tot nu toe onbekend. Mogelijk spelen genetische factoren, virusinfecties, auto-immuunziekte, veroudering en omgevingsfactoren een rol bij het ontstaan van de ziekte (Sanders, 2007).

6.5 Klinische verschijnselen en diagnostiek

De ziekte openbaart zich veelal in vage klachten, zoals beven, een stijf gevoel of pijn in de spieren en traagheid. Deze klachten openbaren zich ook bij het normale proces van ouder worden. De specifieke kenmerken van de ziekte van Parkinson zijn het hypokinetisch-rigide syndroom en het niet-motorische symptoomcomplex (Sanders, 2007).

6.5.1 Hypokinetisch-rigide syndroom

Het hypokinetisch-rigide syndroom bestaat uit de al eerder genoemde symptomen rusttremor, bewegingsarmoede, rigiditeit en houdingsinstabiliteit.

De rusttremor is zeer typisch voor de ziekte van Parkinson. De tremor neemt af door het in gang zetten van een beweging en neemt toe bij stress, dubbeltaken en/of afleiding.

Van bewegingsarmoede worden drie vormen onderscheiden.

- Bradikynesie is vertraagde beweging en uit zich door het minder goed kunnen uitvoeren van fijne motorische handelingen, zoals het dichtmaken van knoopjes aan een overhemd.
- Hypokinesie is een afname van de spontane motoriek, zoals de armzwaai bij het lopen, of de gezichtsbewegingen (maskergelaat).
- Akinesie is het niet kunnen initiëren van een beweging. Dit wordt meestal later in het ziektebeloop gezien.

Rigiditeit wordt gekenmerkt door een verhoogde tonus bij passieve bewegingen van de gewrichten.

Houdingsinstabiliteit ontstaat in het latere beloop van de ZvP. Vroege verschijnselen zijn een gebogen postuur, afgenomen armzwaai, langzamer lopen en een kortere pas. Latere verschijnselen zijn vallen en 'freezing', waarbij de benen als het ware bevriezen.

6.5.2 Niet-motorisch symptoomcomplex

Hoewel de ZvP voornamelijk bekend staat als een bewegingsstoornis, ontstaan tijdens het beloop ook frequent niet-motorische symptomen, zoals depressie en dementie. Deze symptomen verergeren met de duur van de ziekte.

Autonome stoornissen als seksuele disfunctie, orthostatische hypotensie en pijn kunnen eveneens in het beloop van de ziekte ontstaan. Uiteindelijk kunnen patiënten hierdoor ernstige beperkingen ervaren, met een groot effect op de kwaliteit van leven voor zowel de patiënt als voor diens partner.

De ZvP kent ook een aantal voedingsgerelateerde problemen, zoals obstipatie, ongewenst gewichtsverlies, ondervoeding, overgewicht, vertraagde maaglediging, competitie van levodopa en eiwit in de voeding, kauw- en slikstoornissen.

6.5.3 Diagnostiek

Het stellen van de diagnose berust vooral op klinische observaties. Bij het stellen van de diagnose moeten twee van de eerder besproken criteria aanwezig zijn:

- rusttremor;
- bradykinesie;

- rigiditeit;
- houdingsinstabiliteit.

Voor de diagnose moet atypisch parkinsonisme uitgesloten worden. Met de term 'atypisch parkinsonisme' worden ziektes bedoeld die verwant zijn aan de ziekte van Parkinson, zoals multisysteematrofie (MSA). Bij MSA is vaak sprake van een ernstige houdingsinstabiliteit, vallen of ernstige orthostatische hypotensie in de eerste drie jaar.

Een goede en aanhoudende respons op de toediening van levodopa ondersteunt de diagnose ziekte van Parkinson (De Lau & Breteler, 2006).

Bij klinische twijfel kan aanvullend onderzoek worden verricht. Denk hierbij aan neuroradiologische technieken, zoals computertomografie (CT-scan) van de hersenen, magnetic resonance imaging (MRI) van de hersenen, functionele beeldvorming met PET- en SPECT-onderzoek, klinisch neurofysiologisch onderzoek, biochemisch onderzoek, genetisch onderzoek, het testen van de reukzin en autonoom functieonderzoek.

De diagnose wordt primair gesteld op klinische kenmerken, gebaseerd op een anamnese en een gericht neurologisch onderzoek. Aanvullend onderzoek bij de diagnostiek van de ZvP is vooral geïndiceerd bij patiënten bij wie op klinische gronden twijfel persisteert. Zekerheid over de diagnose kan alleen post mortem worden verkregen door neuropathologisch onderzoek waarbij, Lewy-lichaampjes en degeneratie van dopaminerge neuronen aangetoond kunnen worden.

6.6   Prognose en sociale gevolgen

De ZvP is in wisselende mate progressief en invaliderend. De totale duur van de ziekte varieert van enkele jaren tot 35 jaar, met een gemiddelde duur van ongeveer 15 jaar.

Het persoonlijk en maatschappelijk leven van patiënten met de ZvP kan ernstig verstoord zijn. Vooral in een vergevorderd stadium van de ziekte zijn de patiënten afhankelijk van hun omgeving en is het algemeen dagelijks functioneren beperkt. Bepaalde symptomen van de ziekte, zoals de tremor, zijn zo opvallend dat de omgeving geneigd kan zijn kwetsende opmerkingen te maken. Hierdoor kunnen patiënten in een sociaal isolement raken. Het in contact komen met lotgenoten via de Parkinson Patiënten Vereniging kan helpen bij het omgaan met de ziekte en bij de acceptatie ervan (Van Laar & Drent, 2014).

6.7   Behandeling

Met de huidige behandelingsmethoden en geneesmiddelen is nog geen genezing mogelijk voor patiënten met de ziekte van Parkinson. De behandeling is vooral gericht op bestrijding of vermindering van de symptomen door middel van medicamenteuze en niet-medicamenteuze therapie.

6.7.1 Medicamenteuze therapie

Levodopa is tot op heden de meest effectieve parkinsonmedicatie. Levodopa is de precursor van dopamine, een van de neurotransmitters die deficiënt is bij de ZvP. Levodopa wordt omgezet in dopamine door aminozuurdopaminedecarboxylase (AADC). De eerste jaren na het starten van de levodopa is er vaak sprake van een goede respons op de medicatie, maar bij langdurig gebruik (2-5 jaar) kunnen schommelingen in het effect van de medicatie ontstaan (responsfluctuaties). In het begin zijn fluctuaties vaak voorspelbaar, omdat ze optreden aan het einde van de werkingsduur van de medicatie. Later kunnen onvoorspelbare fluctuaties optreden, die niet meer zijn te koppelen aan de innamemomenten van de medicatie. Motorische fluctuaties uiten zich in een verlies van beweging (hypo- of akinesie) of dystonie bij een te laag dopaminegehalte (*off*-fase) of juist een pathologische toename van bewegingen (dyskinesieën) bij een te hoog dopaminegehalte (*on*-fase).

Zie tabel 6.1 voor de werking en bijwerkingen van de medicatie bij de ziekte van Parkinson.

6.7.2 Niet-medicamenteuze behandeling

Bij de niet-medicamenteuze behandeling van de ziekte van Parkinson zijn verschillende disciplines betrokken, zoals de neuroloog, neurochirurg, fysiotherapeut, logopedist, ergotherapeut, maatschappelijk werker, seksuoloog, revalidatiearts en diëtist. In sommige instellingen wordt in multidisciplinair teamverband gewerkt. De niet-medicamenteuze therapie kan bestaan uit:

- fysiotherapie om de spieren en gewrichten soepel te houden en om adviezen over bewegen te geven;
- logopedie voor het verbeteren van de spraak, de ademhaling en het kauwen en slikken;
- ergotherapie voor het maken van aanpassingen in huis en voor het gebruik van hulpmiddelen om zo lang mogelijk zelfstandig te kunnen wonen;
- maatschappelijk werk ter ondersteuning van het sociaal functioneren van zowel de patiënt als diens partner;
- een seksuoloog voor het bespreken van seksuele problemen;
- een diëtist voor adviezen bij voedingsproblemen.

Deep Brain Stimulation (DBS)

Van de operatieve ingrepen wordt diepe hersenstimulatie van de nucleus subthalamicus (DBS-STN) het meest toegepast. DBS-STN wordt overwogen bij patiënten met ernstige responsfluctuaties in een vergevorderd stadium van de ziekte, bij wie medicamenteuze opties uitgeput raken. Het voordeel van het toepassen van

Tabel 6.1 Medicatie bij de ziekte van Parkinson

Groep	Stofnaam	Preparaat	Werking	Competitie met voeding/ voedingsgerelateerde bijwerkingen
Levodopa	levodopa/ benserazide	Madopar®	– combinatie van levodopa en decarboxylaseremmer – vermindert hypokinesie, spierstijfheid en in mindere mate tremor – krachtigste middel	*Competitie* eiwitten uit de voeding kunnen de opname remmen *Voedingsgerelateerde bijwerkingen* misselijkheid, braken, anorexie, smaakverlies *Inname* ½ uur voor de maaltijd of 1 uur na de maaltijd innemen met een niet eiwitrijk product
	levodopa/ carbidopa	Sinemet® Duodopa®		
	levodopa/ carbidopa/ entacapon	Stalevo®		
Dopamineagonisten	bromocriptine	Parlodel®	dopamine(receptor)agonist: stimuleert de dopaminereceptoren	*Voedingsgerelateerde bijwerkingen* misselijkheid, braken, obstipatie
	pergolide	Permax®		
	ropinirol	Requip®		
	pramipexol	Sifrol®		
	apomorfine (subcutane injectie)	APO-go®		
COMT-remmers	entacapon	Comtan®	dopamine(receptor)agonist: stimuleert de dopaminereceptoren in combinatie met levodopa om end-of-dose verschijnselen te verminderen	*Voedingsgerelateerde bijwerkingen* misselijkheid, diarree, obstiptie, braken *Inname* samen met de levodopa

Tabel 6.1 (Vervolg)

Groep	Stofnaam	Preparaat	Werking	Competitie met voeding/ voedingsgerelateerde bijwerkingen
MAO-B-remmers	selegiline	Eldepryl®	– remt de afbraak van dopamine in de hersenen	*Voedingsgerelateerde bijwerkingen* misselijkheid, droge mond, verminderde eetlust, braken, obstipatie
	rasagiline	Azilect®	– verlengt en versterkt de werking van gelijktijdig ingenomen levodopa	*Inname* samen met de levodopa
Anticholinergica	trihexyfenidyl	Artane®	– vermindert vrijwel uitsluitend tremoren	*Voedingsgerelateerde bijwerkingen* misselijkheid, droge mond, obstipatie, braken
	biperideen	Akineton®	– neemt m.n. bij jonge mensen nog maar een kleine plaats in bij behandeling van de Zvp	
Amantadine	amantadine	Symmetrel®	– vermindert spierstijfheid, akinesie en in mindere mate tremor – minder werkzaam dan levodopa – later in ziekte vrij goed effect op dyskinesieën	*Voedingsgerelateerde bijwerkingen* droge mond

DBS-STN is de mogelijkheid van het reduceren van de medicatie, waardoor minder beperkingen optreden. Daarnaast bestrijdt de ingreep ook de tremoren en dyskinesieën.

Multidisciplinaire samenwerking

De zorg rondom patiënten met de ZvP dient plaats te vinden binnen regionale netwerken, waarin gespecialiseerde neurologen met een parkinsonverpleegkundige en huisartsen samenwerken (Bloem e.a., 2010). Het is van belang dat zorgverleners onderling goed communiceren en dat de zorg op elkaar afgestemd wordt.

Om deze samenwerking te bevorderen is ParkinsonNet ontwikkeld. Parkinson-Net bestaat uit regionale netwerken van zorgverleners die gespecialiseerd zijn in het behandelen en begeleiden van patiënten met de ZvP of op Parkinson lijkende aandoeningen (de zogenoemde atypische parkinsonismen). Patiënten met de ZvP of atypisch parkinsonisme worden bij voorkeur doorverwezen naar zorgverleners die zijn aangesloten bij een regionaal Parkinson Net (zie www.parkinsonnet.nl).

Indicaties voor verwijzing, zoals beschreven in de Richtlijn Voeding bij de ziekte van Parkinson, moeten bij alle betrokken zorgverleners bekend zijn, zodat elke zorgverlener een signaleringsfunctie kan hebben voor het inschakelen van de juiste disciplines.

Voor uitgebreide informatie over de rol die de medici en andere paramedici kunnen vervullen bij de behandeling van ziektegerelateerde problemen zie de Richtlijn Voeding bij de ziekte van Parkinson op www.parkinsonnet.nl.

6.8 Voedingsinterventie

De meest voorkomende voedingsgerelateerde problemen zullen hier in het kort beschreven worden:

- onbedoeld gewichtsverlies en/of ondervoeding;
- obstipatie;
- medicatie-inname en responsfluctuaties in relatie tot voeding;
- ongewenste gewichtstoename en/of overgewicht;
- kauw- en slikstoornissen;
- vertraagde maaglediging.

Andere voedingskundige aandachtspunten zijn:

- vragen over vitaminen en mineralen;
- verlaagde vitamine D-status.

6.8.1   Onbedoeld gewichtsverlies en/of ondervoeding

Progressief gewichtsverlies komt veel voor bij de ZvP. Gewichtsverlies ontstaat vaak al een aantal jaren voordat de diagnose wordt gesteld. Het gewichtsverlies neemt toe bij progressie van de ziekte, bij motorische fluctuaties en bij slechte respons op de behandeling (Chen e.a. 2003; Barichella e.a., 2009).

De prevalentiecijfers van ondervoeding bij patiënten met de ZvP variëren van 3-60 procent voor het risico op ondervoeding en 1,7-24 procent voor ondervoeding (Sheard e.a., 2011). Deze prevalentiecijfers variëren zo sterk, omdat er verschillende criteria zijn gehanteerd voor het definiëren van ondervoeding / het risico op ondervoeding en de onderzoekspopulaties variëren in leeftijd en stadium van de ZvP.

Ondervoeding heeft gevolgen voor de gezondheidtoestand van de patiënt. Patiënten met de ZvP hebben een groter valrisico en in combinatie met ondervoeding is er een grotere kans op fracturen. (Bezza e.a., 2008; Invernizzi e.a., 2009). Verder kan er sprake zijn van een langer herstel, een toegenomen kans op complicaties bij ziekte en na een operatie, afname van de kwaliteit van leven en een verhoogde mortaliteit (Correia & Waitzberg, 2003).

In de richtlijn "Screening en behandeling van ondervoeding" die in 2011 is herzien, wordt gesproken van ondervoeding wanneer sprake is van een onbedoeld gewichtsverlies van meer dan 10 procent in de laatste zes maanden of meer dan 5 procent in de laatste maand. Ook bij een BMI < 18,5 kg/m^2 of < 20 kg/m^2 bij ouderen (> 65 jaar) wordt gesproken over ondervoeding (Jonkers e.a., 2011; Jonkers-Schuitema e.a. 2012). Verwijzen naar IVD: Kruizinga).

Bij screening op ondervoeding bij ZvP-patiënten in de diverse instellingen kunnen de reeds geïmplementeerde screeningsinstrumenten (MUST, MNA, SNAQ en SNAQ 65+ voor de diverse doelgroepen) worden gebruikt.

Mogelijke oorzaken van gewichtsverlies zijn afgenomen reuk, afgenomen hand-mondcoördinatie, slik- en kauwproblemen, vertraagde maag-darmmotiliteit, depressie, veranderde werking van de dopamine waardoor er meer rigiditeit optreedt, misselijkheid en anorexie door medicatie, een toegenomen energiebehoefte ten gevolge van rigiditeit en toename van de beweeglijkheid (Pfeiffer, 2003). Bij veel patiënten gaat de smaak achteruit. Bovendien gaan ze vaak langzamer eten. Dit kan verklaren dat ze minder gaan eten.

Om zicht te krijgen op het gewichtsverloop zouden patiënten met de ziekte van Parkinson maandelijks gewogen moeten worden.

6.8.2   Obstipatie

Obstipatie komt voor bij 30-35 procent van de ZvP-patiënten. Bij 60 procent van hen komt een anorectale disfunctie voor (Pfeiffer, 2011). Anorectale disfunctie is een gestoorde functie van de anus of het rectum. Klachten die kunnen optreden zijn een gevoel van incomplete lediging, anorectale pijn en een sterke aandrang met fecale incontinentie.Bij 80 procent van de patiënten is er sprake van een langere transporttijd in de darm (Jost, 1991). Het is onduidelijk wat hiervan de oorzaak is.

Obstipatie kan leiden tot een onvoorspelbare opname van de parkinsonmedicatie, waardoor responsfluctuaties kunnen ontstaan of verergeren. Bovendien veroorzaakt obstipatie veel ongemak (Bloem e.a., 2010).

Immobiliteit en een verminderde vocht- en/of vezelinname kunnen een rol spelen bij het ontstaan van obstipatie. Verder kan medicatie, zoals opioïden en anticholinergica, een bijdrage leveren.

Bij de behandeling van obstipatie wordt uitgegaan van de 'Richtlijn voor de vezelconsumptie', waarin 3,4 gram voedingsvezel per megajoule wordt geadviseerd, wat neerkomt op 30-40 gram voedingsvezel per dag (Gezondheidsraad, 2006). Een hogere inname van vezels is niet nodig.

De behandeling van obstipatie bestaat uit twee fasen: niet-medicamenteus en medicamenteus.

Niet/medicamenteuze adviezen

- Voedingsvezel: 3,4 gram per MJ, wat betekent 30-40 gram voedingsvezel per dag.
- Vocht: 2,0 liter drinkvocht voor volwassen.
- 'Richtlijnen goede voeding, 2006'.
- Regelmatig eten, geen maaltijden overslaan, gebruik van een ontbijt.
- Vezelsupplementen, zoals psyllium en methylcellulose, worden alleen geadviseerd als het de patiënt niet lukt om voldoende vezel met zijn voeding binnen te krijgen.
- Beweging: 30 minuten matig intensief bewegen per dag.
- Toegeven aan de defecatiereflex.

Indien na twee weken van niet-medicamenteuze therapie geen verbetering optreedt of de patiënt ervaart veel hinder van de obstipatie, kan worden gestart met medicamenteuze therapie (Bloem e.a., 2010).

Probiotica

Er is één pilotstudie gedaan die het gebruik van probiotica bij de behandeling van obstipatie bij de ZvP heeft onderzocht (Cassani e.a., 2011). Veertig parkinsonpatiënten met chronische obstipatie, vastgesteld met de ROME III-criteria, kregen gedurende vijf weken een melkdrankje met *Lactobacillus casei Shirota* ($6,5 \times 10^9$). Na vijf weken gebruik van probiotica was het aantal dagen met een normale consistentie toegenomen en nam het aantal dagen waarop patiënten een opgeblazen gevoel en abdominale pijn ervoeren, af. De frequentie van de defecatie nam niet significant toe (Cassani e.a., 2011).

Medicamenteuze adviezen

* Lactulose of macrogol zijn middelen van eerste keus.
* Contactlaxantia en andere osmotische werkende laxantia, zoals bisacodyl of magnesiumoxide, indien het middel van eerste keus niet goed werkt of niet verdragen wordt.
* Overweeg een klysma bij fecale impactie of indien na drie dagen orale therapie bij ernstige klachten geen defecatie heeft plaatsgevonden.

6.8.3   Medicatie-inname en responsfluctuaties in relatie tot voeding

De individuele opname van levodopa is zeer verschillend. De opname van levodopa vindt plaats in het duodenum en het eerste gedeelte van het ileum, via het grote neutrale aminozuur (LNAA) transportsysteem. In dit transportsysteem gaat levodopa een competitie aan met de grote neutrale aminozuren (leucine, isoleucine, fenylalanine, tryptofaan, tyrosine en valine) uit de voeding. Om bij het centrale zenuwstelsel te komen moet levodopa door de bloed-hersenbarrière, waar deze competitie wordt herhaald. Aminozuren in de voeding kunnen bij de opname in zowel de darm als bij de bloed-hersenbarrière de opname van levodopa beïnvloeden. De competitie tussen aminozuren en levodopa lijkt met name plaats te vinden bij de bloed-hersenbarrière en minder bij de opname vanuit de darmen in het bloed (Robertson e.a.,1991).

Inname levodopa

Levodopa dient bij voorkeur een halfuur voor de maaltijd te worden ingenomen met water, sap (geen grapefruitsap) of appelmoes. Indien inname voor de maaltijd niet haalbaar is, kan de levodopa minimaal één uur na de maaltijd worden ingenomen. Bij het voorschrijven van levodopa dient de behandelend arts of parkinsonverpleegkundige dit advies met de patiënt te bespreken.

Behandeling

Bij patiënten met ZvP die responsfluctuaties ervaren, wordt een eiwitinname van 0,8 gram eiwit/kg actueel lichaamsgewicht geadviseerd voor het verbeteren van de opname van levodopa. (Bij een BMI > 27 kg/m^2 wordt in deze formule het lichaamsgewicht behorende bij een BMI van 27 kg/m^2 gebruikt.) Deze eiwitinname wordt verspreid over de dag. Voor het samenstellen van het dieet wordt gebruikgemaakt van het dagboek dat door de patiënt is ingevuld voor het in kaart brengen van de responsfluctuaties (Bloem e.a., 2010).

Ervaart een patiënt *off*-momenten na een maaltijd, dan kan in overleg met hem de hoeveelheid eiwit bij deze maaltijd worden beperkt.

Het dieet kan na één week worden geëvalueerd en indien het dieet geen effect heeft gehad, hoeft het dieet niet te worden voortgezet. Indien het dieet wel effect heeft, wordt de patiënt geleerd hoe hij kan variëren in zijn voeding.

6.8.4 Gewichtstoename

Het energieverbruik van ZvP-patiënten kan afnemen als zij ten gevolge van hun ziekte minder bewegen dan dat ze gewend waren. Daarnaast kan de energie-inname toenemen als gevolg van veranderde leef- en voedingsgewoonten.

Bij patiënten kan soms ook sprake zijn van obsessief eetgedrag, waardoor ongewenste gewichtstoename kan ontstaan. Behandeling met dopamineagonisten kan een mogelijke oorzaak zijn van obsessief eetgedrag (Miwa & Kondo, 2008; Nirenberg & Walters, 2006).

Gewichtstoename wordt ook gezien na chirurgische behandeling van de ZvP. Van de operatieve ingrepen wordt diepe hersenstimulatie van de nucleus subthalamicus (DBS-STN) het meest toegepast. Bij bijna alle patiënten die DBS (Deep Brain Stimulation) ondergaan, neemt het gewicht na de ingreep toe; gemiddeld bedraagt de gewichtstoename 9-10 kg (Barichella e.a., 2003).

Behandeling
Voor een praktische uitwerking van de adviezen kan de 'Dieetbehandelingsrichtlijn Overgewicht en obesitas' worden geraadpleegd. Verder worden hieronder nog twee specifieke punten betreffende de ZvP genoemd.

Obsessief eetgedrag
Bij obsessief eetgedrag door het gebruik van dopamineagonisten is het aan te bevelen om te overleggen met de arts of de dosering van de medicatie verlaagd of volledig gestaakt kan worden.

Deep Brain Stimulation
Het advies is om patiënten voorafgaand aan DBS te screenen met als aandachtspunten het gewichtsverloop en huidige medicatie-inname. Bij patiënten bij wie gewichtstoename niet wenselijk is, is een advies gericht op preventie van gewichtstoename van belang. Verder wordt deze patiënten geadviseerd om hun gewichtsverloop na DBS goed te volgen en ongewenste gewichtstoename te bespreken met de behandelend arts of de parkinsonverpleegkundige. Zij kunnen de patiënt doorverwijzen naar een diëtist.

6.8.5 Kauw- en slikstoornissen

Hypokinesie en rigiditeit in het mondgebied kunnen leiden tot kauw- en slikstoornissen. Bij de idiopathische ZvP zijn kauw- en slikstoornissen meestal geen vroeg

Tabel 6.2 De belangrijkste kauw- en slikproblemen en het advies voor aanpassen van de consistentie.

Probleem	Consistentie	Proberen te vermijden
moeite met het kauwen	zachte en gemalen voeding	hard en taai voedsel: taai vlees, hard fruit, korst
moeite met manipuleren van voedsel in de mond	zachte voeding	hard, korrelig of kruimelig voedsel, dunvloeibare dranken
te weinig speeksel	zachte en vloeibare voeding; meer vocht gebruiken bij het eten	droog voedsel
snel verslikken in vocht	dikvloeibare dranken; verdikken van dun vloeibare dranken	dunvloeibare dranken
moeite met doorslikken	vloeibare en zachte voeding	taai en hard voedsel

Bron: 'Slikstoornissen bij volwassen'.

symptoom, maar treden ze vaak pas in een latere fase van de ZvP op (gemiddeld na 10 jaar).

Het kauwen en doorslikken kan langzamer gaan en de slikinzet kan vertraagd zijn. Het kost de patiënt meer moeite om de voeding restloos weg te slikken. Patiënten kunnen zich verslikken in vloeistoffen of juist in vaste voeding (Kalf e.a., 2008).

Bij een voeding met gewijzigde consistentie (met name bij een vloeibare voeding) kan het nodig zijn de voeding aan te vullen met een vitamine- en mineralensupplement, drinkvoeding of sondevoeding. Voor patiënten die zich verslikken in dunvloeibare dranken kan drinkvoeding eventueel ingedikt worden of gebruik worden gemaakt van verdikte dieetvoedingen (Tabel 6.2).

Bij risico op dehydratie is het van belang dat de patiënt er regelmatig aan herinnerd wordt dat hij moet drinken. Bij patiënten die niet zelfstandig kunnen drinken is het van belang dat hierbij hulp wordt geboden. Indien het niet lukt om oraal voldoende vocht in te nemen, moet overwogen worden dit enteraal of parenteraal aan te vullen.

6.8.6 Vertraagde maaglediging

Een vertraagde maaglediging komt regelmatig voor bij ZvP-patiënten met de ZvP, maar de precieze prevalentie is onduidelijk. Uit diverse onderzoeken blijkt dat de maaglediging bij hen trager verloopt dan bij gezonde controlepersonen. De maaglediging kan al vanaf het begin van de ziekte vertraagd zijn (Heetun & Quigley, 2012; Tanaka e.a., 2011).

Een vertraagde maaglediging kan ervoor zorgen dat levodopa langer wordt blootgesteld aan de dopa decarboxylase in de maag, waarbij levodopa wordt omgezet in dopamine en daardoor niet meer beschikbaar is voor opname in het jejunum.

Verder kan levodopa vertraagd in het jejunum terechtkomen, waardoor de werking minder voorspelbaar is.

Een vertraagde maaglediging kan verder leiden tot een opgeblazen gevoel, snelle verzadiging, misselijkheid en onbedoeld gewichtsverlies.

Behandeling
De medicamenteuze behandeling bij een vertraagde maaglediging bestaat uit het gebruik van een prokineticum dat de bloed-hersenbarrière niet passeert, zoals domperidon. Metoclopramide is gecontra-indiceerd.

Voedingsadviezen

* Gebruik meerdere kleine maaltijden per dag.
* Verminder de hoeveelheid vet in de voeding.
* Drink voldoende, maar vermijd koolzuurhoudende dranken en dranken met hoge osmolariteit.
* Gebruik een vloeibare voeding in plaats van een vaste voeding.
* Verminder de hoeveelheid vezel bij een hoge vezelinname.

6.8.7   Vitaminen en mineralen

Voor een groot aantal vitaminen en mineralen is een aanbevolen dagelijkse hoeveelheid (ADH) vastgesteld. Deze ADH is vastgesteld voor gezonde volwassenen en wordt ook bij zieke personen gebruikt, omdat er voor hen geen speciale normen zijn vastgesteld.

Er is geen onderzoek beschikbaar naar de aanbevolen hoeveelheid bij patiënten met de ZvP. Er zijn echter geen aanwijzingen dat de ADH bij ZvP-patiënten anders zou zijn dan bij gezonde volwassenen. Daarom worden bij de ZvP dezelfde hoeveelheden gebruikt.

Anti-oxidanten

De meest gebruikte supplementen zijn vitamine E en co-enzym Q_{10}. Van deze anti-oxidanten wordt gedacht dat ze een beschermende werking hebben op het ontstaan van vrije radicalen en daarmee mogelijk de progressie van de ziekte kunnen reduceren.

Vitamine E (tocoferol)
Er is een gerandomiseerde gecontroleerde studie uitgevoerd waarin werd onderzocht of vitamine E (tocoferol 2000 IU) effectief was in het reduceren van de progressie van de ZvP. Deze studie toonde geen significant effect, noch op de ziekteprogressie noch op motorische, functionele of cognitieve eindpunten (Bloem e.a, 2010).

Co-enzym Q$_{10}$

Co-enzym Q$_{10}$ is in een aantal studies onderzocht, maar deze onderzoeken lieten geen significante resultaten zien op het verminderen van de progressie van de ziekte. In oktober 2011 is er een trial naar de effectiviteit van Co-enzym Q$_{10}$ in het verminderen van de progressie van de ZvP stopgezet vanwege het uitblijven van effect (NINDS, 2011).

Vitamine D

Een tekort aan vitamine D komt regelmatig voor bij de ziekte van Parkinson. Uit een onderzoek van Evatt e.a. (2008) bleek 55 procent van de patiënten een vitamine D-insufficiëntie te hebben. In een onderzoek van Fernandez e.a. (2007) had 64 procent van de patiënten een vitamine D-deficiëntie. De vitamine D-waarden in het serum waren in beide onderzoeken bij ZvP-patiënten lager dan bij gezonde controlepersonen. Evatt heeft ook onderzoek gedaan naar het voorkomen van vitamine D-insufficiëntie bij patiënten die korter dan vijf jaar de ZvP hebben. Bij 69 procent van hen was sprake van vitamine D-insufficiëntie (Evatt e.a., 2011).

De oorzaak van deze lagere vitamine D-waarden is niet helemaal duidelijk. Een verklaring kan zijn dat ZvP-patiënten ten gevolge van immobiliteit minder vaak buiten komen en daardoor minder vitamine D aanmaken onder invloed van zonlicht. Ook kan de inname van vitamine D met de voeding verminderd zijn, als patiënten problemen ervaren bij het eten en drinken.

Voor vitamine D wordt het advies van de gezondheidsraad gevolgd.

Dagelijks 10 microgram vitamine D extra wordt geadviseerd aan:

*   vrouwen tussen de 50 en 70 jaar;
*   zwangere vrouwen;
*   vrouwen en mannen tot 70 jaar met onvoldoende zonlichtblootstelling;
*   vrouwen en mannen tot 70 jaar met een donkere huid.

Dagelijks 20 microgram vitamine D extra wordt geadviseerd aan:

*   alle vrouwen en mannen vanaf 70 jaar.

De diëtist geeft advies over vitamine D-suppletie als tijdens een consult blijkt dat de patiënt dit advies nog niet heeft ontvangen van de behandelend arts.

6.9   Aanbevelingen voor de praktijk

Bij de ziekte van Parkinson speelt voeding een rol. Eiwitten kunnen invloed hebben op de werking van medicijnen, voeding kan klachten verminderen en er moet aandacht zijn voor de voedingstoestand. Belangrijk is dat de patiënt behandeld wordt door een diëtist uit het ParkinsonNet conform de Richtlijn Diëtetiek bij de ziekte van Parkinson (Van Asseldonk e.a., 2012).

De volgende aandachtspunten zijn van belang:

- maandelijks wegen;
- vezelrijk en vochtverrijkt gaan eten bij obstipatie;
- achterhalen of er een relatie bestaat tussen de voeding en responsfluctuaties. Indien er een relatie is, de eiwitten uit de voeding verminderen en aanpassen aan de momenten met klachten;
- bij ongewenste gewichtstoename verwijzen naar een diëtist;
- consistentie van de voeding aanpassen bij kauw- en/of slikproblemen;
- bij een vertraagde maaglediging eventueel de voeding aanpassen als de klachten voedingsgerelateerd zijn.

Literatuur

Asseldonk MJMD van, Dicke HC, Berg DJ van den. Richtlijn Diëtetiek bij de ziekte van Parkinson. Den Haag: Boom Uitgevers, 2012.

Bachmann CG, Trenkwalder C. Body weight in patients with Parkinson disease. Mov Dis 2006; 21 (11): 1824–1830.

Barichella M, Cereda E, Pezzoli G. Major nutritional issues in the management of Parkinson's disease. *Mov Disord* 2009; 24(13): 1881–1892.

Barichella M, Marczewska AM, Mariani C, e.a. Body weight gain rate in patients with Parkinson's disease and deep brain stimulation. Mov Disord 2003; 18(11): 1337–1340.

Bezza A, Ouzzif Z, Naji H, e.a. Prevalence and risk factors of osteoporosis in patients with Parkinson's disease. *Rheumatol Int* 2008; 28(12): 1205–1209.

Bloem BR, Laar T van, Keus SHJ, e.a. *Multidisciplinaire richtlijn Ziekte van Parkinson*. Alphen aan den Rijn: Van Zuiden Communications, 2010.

Cassani E, Privitera G, Pezzoli G, e.a. Use of probiotics for the treatment of constipation in Parkinson's disease patients. *Minerva Gastroenterol Dietol* 2011; 57(2): 117–121.

Chen H, Zhang SM, Hernan MA, e.a. A. Weight loss in Parkinson's disease. *Ann Neurol* 2003; 53(5): 676–679.

Correia MI, Waitzberg DL. The impact of malnutrition on morbidity, mortality, length of hospital stay and costs evaluated through a multivariate model analysis. *Clin Nutr* 2003; 22(3): 235–239.

Evatt ML, Delong MR, Khazai N, e.a. Prevalence of vitamin D insufficiency in patients with Parkinson disease and Alzheimer disease. *Arch Neurol* 2008; 65(10): 1348–1352.

Evatt ML, DeLong MR, Kumari M, e.a. High prevalence of hypovitaminosis D status in patients with early Parkinson disease. *Arch Neurol* 2011; 68(3): 314–319.

Fernandez MC, Parisi MS, Diaz SP, e.a. A pilot study on the impact of body composition on bone and mineral metabolism in Parkinson's disease. *Parkinsonism Relat Disord* 2007; 13(6): 355–358.

Gezondheidsraad. *Richtlijn voor de vezelconsumptie*. Den Haag, 2006. Report No. 2006/03.

Heetun ZS, Quigley EM. Gastroparesis and Parkinson's disease: A systematic review. *Parkinsonism Relat Disord* 2012; 18: 433–440.

Invernizzi M, Carda S, Viscontini GS, e.a.. Osteoporosis in Parkinson's disease. *Parkinsonism Relat Disord* 2009; 15(5): 339–346.

Jonkers CF, Klos M, Kouwenoord K, e.a. *Richtlijn screening en behandeling ondervoeding*. Stuurgroep ondervoeding, 2011.

Jonkers-Schuitema C, Klos M, Kouwenoord-van Rixel K, e.a. *Dieetbehandelingsrichtlijn ondervoeding*. Rotterdam: 2010 uitgevers, 2012.

Jost WH, Schimrigk K. Constipation in Parkinson's disease. *Klin Wochenschr* 1991; 69(20): 906–909.

Kalf H, Swart B de, Bonnier-Baars M, e.a. *Logopedie bij de ziekte van Parkinson. Een richtlijn van de Nederlandse Vereniging van Logopedie en Foniatrie*. Den Haag: Uitgeverij Lemma, 2008.

Laar T van, Drent M. *Parkinson en nu? Medische informatie, handreikingen en praktische tips*. Serie Spreekuur thuis. Wormer: Koog aan de Zaan, Poiesz Uitgevers bv, 2014, in samenwerking met de Parkinson Patiënten Vereniging.

Lau LML de, Breteler MMB. Epidemiology of Parkinson's disease. *Lancet Neurol* 2006; 5 (6): 525–35

Miwa H, Kondo T. Alteration of eating behaviors in patients with Parkinson's disease: possibly overlooked? *Neurocase* 2008; 14(6): 480–484.

National Institute for Neurological Disease and Stroke. NINDS stops coenzyme Q10 trial. 2011. www.parkinson.org.

Nirenberg MJ, Waters C. Compulsive eating and weight gain related to dopamine agonist use. *Mov Disord* 2006; 21(4): 524–529.

Parkinson J. *An essay on the shaking palsy*. London: Sherwood, Nelsy & Jones, 1817.

Pfeiffer RF. Gastrointestinal dysfunction in Parkinson's disease. *Lancet Neurol* 2003; 2(2): 107–116.

Pfeiffer RF. Gastrointestinal dysfunction in Parkinson's disease. *Parkinsonism Relat Disord* 2011; 17(1): 10–15.

Robertson DR, Higginson I, Macklin BS, e.a. The influence of protein containing meals on the pharmacokinetics of levodopa in healthy volunteers. *Br J Clin Pharmacol* 1991; 31(4): 413–417.

Sanders EACM. *Parkinson handboek, een beknopte leidraad voor de praktijk*. 2ᵉ druk. Academic Pharmaceutical Productions bv, 2007.

Sato Y, Kaji M, Tsuru T, e.a. Risk factors for hip fracture among elderly patients with Parkinson's disease. *J Neurol Sci* 2001; 182(2): 89–93.

Sheard JM, Ash S, Silburn PA, e.a. Prevalence of malnutrition in Parkinson's disease: a systematic review. *Nutr Rev* 2011; 69(9): 520–532.

Tanaka Y, Kato T, Nishida H, e.a. Is there a delayed gastric emptying of patients with early-stage, untreated Parkinson's disease? An analysis using the 13C-acetate breath test. *J Neurol* 2011; 258(3): 421–426. www.parkinsonnet.nl